Aufbau und Förderung sozialer Kompetenz

Standards der Psychotherapie
Band 9

Aufbau und Förderung sozialer Kompetenz

Prof. Dr. Nikola Maria Stenzel, Anna-Maria de Veer, M.Sc.

Herausgeber der Reihe:

Prof. Dr. Martin Hautzinger, Prof. Dr. Tania Lincoln, Prof. Dr. Jürgen Margraf
Prof. Dr. Winfried Rief, Prof. Dr. Brunna Tuschen-Caffier

Begründer der Reihe:

Martin Hautzinger, Kurt Hahlweg, Jürgen Margraf, Winfried Rief

Nikola Maria Stenzel
Anna-Maria de Veer

Aufbau und Förderung sozialer Kompetenz

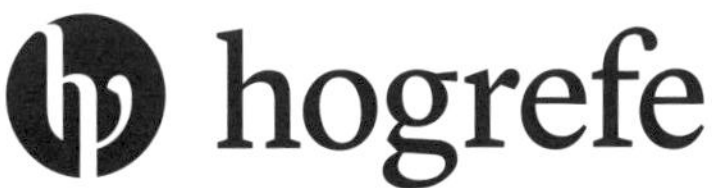

Prof. Dr. rer. nat. Nikola Maria Stenzel, geb. 1981. 2000–2006 Studium der Psychologie in Osnabrück und Marburg. 2006–2013 wissenschaftliche Mitarbeiterin in der AG Klinische Psychologie und Psychotherapie an der Philipps-Universität Marburg. 2013–2015 Wissenschaftliche Mitarbeiterin an der Universität Leipzig sowie Mitwirkung in der Ausbildungsleitung am Leipziger Ausbildungsinstitut für Psychologische Psychotherapie (LAP). Psychologische Psychotherapeutin (VT). Seit 2015 Professorin für Klinische Psychologie und Psychotherapie an der Psychologischen Hochschule Berlin (PHB), dort Leitung der Psychotherapeutischen Hochschulambulanz sowie Studiengangleitung des M.Sc. Psychologie.

Anna-Maria de Veer, M.Sc. Psych., M.Sc. VT, geb. 1987. 2007–2012 Studium der Psychologie in Leipzig. 2012–2016 Postgraduales Masterstudium der Verhaltenstherapie an der Psychologischen Hochschule Berlin (PHB). Seit 2014 Wissenschaftliche Mitarbeiterin an der Psychologischen Hochschule Berlin und Leitung der Allgemeinen Studienberatung. 2019 Approbation zur Psychologischen Psychotherapeutin (VT). Seit 2019 Aufbau und Leitung der Psychologischen Beratungsstelle für Studierende an der Psychologischen Hochschule Berlin. Seit 2020 Psychotherapeutin in eigener Praxis für Verhaltenstherapie, Paarberatung, Auftritt- und Prüfungscoaching sowie in der Psychotherapeutischen Hochschulambulanz der Psychologischen Hochschule Berlin.

Bibliografische Information der Deutschen Nationalbibliothek
Die Deutsche Nationalbibliothek verzeichnet diese Publikation in der Deutschen Nationalbibliografie; detaillierte bibliografische Daten sind im Internet über http://dnb.dnb.de abrufbar.

Hogrefe Verlag GmbH & Co. KG
Merkelstraße 3
37085 Göttingen
Deutschland
Tel. +49 551 999 50 0
Fax +49 551 999 50 111
info@hogrefe.de
www.hogrefe.de

Satz: Sina-Franziska Mollenhauer, Hogrefe Verlag GmbH & Co. KG, Göttingen
Druck: mediaprint solutions GmbH, Paderborn
Printed in Germany
Auf säurefreiem Papier gedruckt

1. Auflage 2021

(E-Book-ISBN [PDF] 978-3-8409-2933-5; E-Book-ISBN [EPUB] 978-3-8444-2933-6)
ISBN 978-3-8017-2933-2
https://doi.org/10.1026/02933-000

Inhaltsverzeichnis

Einführung **1**

1 Theoretischer Hintergrund **3**

1.1 Soziale Kompetenz – Definition und Einordnung eines Konzeptes 3

1.1.1 Soziale Kompetenz als Balanceakt zwischen Durchsetzung und Anpassung 3

1.2 Modelle sozialer Kompetenz 5

1.2.1 Strukturmodelle 6

1.2.2 Prozessmodelle 7

1.3 Soziale Kompetenz als relevanter Faktor für die Entstehung und Aufrechterhaltung psychischer Störungen 13

1.4 Aufbau sozialer Kompetenzen: Interventionen und Anwendungsbereiche 18

2 Diagnostik und Indikation **22**

2.1 Diagnostik sozialer Kompetenzen 22

2.1.1 Erfassung sozialer Kompetenz anhand von Fragebögen 22

2.1.2 Erfassung sozialer Kompetenz anhand von Verhaltenstests 25

2.1.3 Erfassung sozialer Kompetenz anhand strukturierter Interviews 26

2.2 Indikationsbereiche sozialer Kompetenztrainings 28

2.3 Kontraindikationen und Nebenwirkungen 28

2.4 Kombination von Interventionen zur Förderung sozialer Kompetenz mit anderen therapeutischen Strategien 29

3 Behandlungsleitfaden zum Aufbau sozialer Kompetenzen **30**

3.1 Psychoedukation und Vermittlung eines Erklärungsmodells (Modul 1) 31

3.1.1 Einführung in das Thema soziale Kompetenz 31

3.1.2 Erklärungsmodell, Verhaltens- und Bedingungsanalyse 34

3.1.3 Psychoedukation „Situationstypen“ 39

3.1.4 Psychoedukation „Verhaltenstypen“ (verbal, nonverbal, paraverbal) 44

3.2 Kontakt initiieren, Kommunikation aufrechterhalten und vertiefen (Modul 2) 51

3.2.1 Vermittlung von Gesprächsführungstechniken 54

3.2.2 Angemessene Gesprächsinhalte finden: Small Talk und Selbstöffnung ... 63
3.2.3 Signale für eine vorliegende Gesprächsbereitschaft aussenden und wahrnehmen ... 65
3.2.4 Gespräche beenden bzw. unterbrechen ... 67
3.2.5 Praktisches Einüben komplexer Fertigkeiten ... 68
3.3 Fertigkeiten zum Äußern von Ansprüchen und Forderungen (Modul 3) ... 70
3.3.1 Berechtigte Ansprüche durchsetzen ... 70
3.3.2 Um Sympathie werben und eine Bitte äußern ... 74
3.4 Konfliktmanagement und langfristige positive Beziehungsgestaltung (Modul 4) ... 77
3.4.1 Einführung, Psychoedukation, Situationskompass ... 77
3.4.2 Soziale Kompetenz und Emotionsregulation ... 81
3.4.3 Gefühle (und deren Funktion) erkennen und benennen ... 81
3.4.4 Nonverbaler Ausdruck von Gefühlen ... 83
3.4.5 Direkter verbaler Ausdruck von Gefühlen ... 84
3.4.6 Eigene Bedürfnisse äußern und sich abgrenzen ... 87
3.4.7 Konstruktive Kritik äußern und Konflikte lösen ... 89
3.4.8 Bestehende Beziehungen vertiefen ... 94
3.4.9 Anderen Menschen emotionale Unterstützung anbieten ... 101

4 Allgemeine Behandlungsprinzipien und typische Probleme bei der Durchführung ... 103
4.1 Anleitung und Durchführung von Rollenspielen ... 103
4.1.1 Modellverhalten bzw. Modellrollenspiel ... 103
4.1.2 Auswahl einer Situation und kognitive Vorbereitung ... 104
4.1.3 Durchführung des ersten Rollenspiels ... 107
4.1.4 Reflexion bzw. Nachbesprechung des Rollenspiels ... 108
4.1.5 Wiederholung des Rollenspiels ... 110
4.1.6 Zusammenfassung/Generalisierung ... 110
4.2 Therapeutisches Feedback funktional einsetzen ... 111
4.2.1 Patienten in der differenzierten Selbstwahrnehmung schulen ... 111
4.2.2 Pseudoassertives Verhalten ... 113
4.2.3 Feedback im Gruppensetting: Vorteile und Besonderheiten ... 114
4.2.4 Videofeedback richtig einsetzen ... 115
4.3 Transfersicherung und Rückfallprophylaxe ... 117
4.3.1 Hausaufgaben im sozialen Kompetenztraining ... 117
4.3.2 Umgang mit Erfolg und Misserfolg und Rückfallprophylaxe ... 118
4.4 Weitere häufige Probleme bei Behandlungsplanung und -durchführung ... 119
4.4.1 Motivation für Rollenspiele schaffen ... 119

4.4.2 Spezifische Problemstellungen im Einzel- und Gruppensetting ... 121
4.4.3 Realistische Erwartungen beim Patienten wecken ... 122

5 Varianten der Methode: Spezifische Anwendungsbereiche und innovative Ansätze ... 125
5.1 Schizophrenie ... 125
5.2 Substanzbezogene Störungen ... 126
5.3 Persönlichkeitsstörungen ... 127
5.4 Die Forensik als spezifischer Anwendungsbereich ... 130
5.5 Autismus-Spektrum-Störungen ... 131
5.6 Mediale Kommunikationskompetenz ... 131
5.7 Virtual Reality Tools zur Förderung sozialer Kompetenzen ... 132

6 Evidenzlage, Effektivität und Prognose ... 134
6.1 Wirksamkeit „klassischer" sozialer Kompetenztrainings ... 135
6.2 Spezifische Wirksamkeit von Varianten und Weiterentwicklungen ... 136
6.3 Zusammenfassung und Ausblick ... 139

7 Weiterführende Literatur ... 140

8 Literatur ... 141

9 Kompetenzziele und Lernkontrollfragen ... 145

10 Anhang ... 150
Arbeitsblatt: Modell sozial kompetenten Verhaltens ... 150
Informationsblatt I: Kontakte initiieren und vertiefen ... 151
Informationsblatt II: Berechtigte Ansprüche durchsetzen ... 152
Informationsblatt III: Um Sympathie werben und eine Bitte äußern ... 153
Informationsblatt IVa: Eigene Bedürfnisse äußern und sich abgrenzen (langfristige positive Beziehungsgestaltung) ... 154
Informationsblatt IVb: Konstruktive Konfliktlösung (langfristige positive Beziehungsgestaltung) ... 155
Beispielsituationen I: Kontakte initiieren, Kommunikation aufrechterhalten und vertiefen ... 156
Beispielsituationen II: Berechtigte Ansprüche durchsetzen ... 157
Beispielsituationen III: Um Sympathie werben und eine Bitte äußern ... 159
Beispielsituationen IV: Konfliktmanagement und langfristige positive Beziehungsgestaltung ... 161

Einführung

Soziale Interaktionen sind ein komplexes Geschehen. Sie werden nicht nur von der interagierenden Person mit ihren individuellen Eigenschaften und Fertigkeiten beeinflusst, sondern auch von der Reaktion des jeweiligen Gegenübers und dem sozialen Kontext, in dem die Interaktion stattfindet. Im menschlichen Alltag existiert quasi kein Bereich, der nicht durch die Interaktion mit anderen Menschen mitbestimmt wird. Auch deswegen spielt die Fähigkeit, Beziehungen langfristig positiv zu gestalten und mit anderen Menschen so zu interagieren, dass eigene soziale, emotionale oder interpersonale Ziele erreicht werden – also soziale Kompetenz – eine zentrale Rolle für das menschliche Wohlbefinden. Dies gilt in besonderem Maße für Menschen, die sich in psychotherapeutischer Behandlung befinden.

Ziel des vorliegenden Buches ist eine umfassende und aktuelle Darstellung sozialer Kompetenztrainings aus wissenschaftlicher und praktischer Perspektive. Der Schwerpunkt des Buches iiegt auf der Vermittlung der praktischen Umsetzung therapeutischer Interventionen. In Kapitel 3 wird ein therapeutischer Leitfaden vorgestellt, der sich insbesondere auf das einzeltherapeutische Setting bezieht und auf die besonderen Herausforderungen eingeht, die sich in diesem Setting für ein interaktives Verfahren wie das soziale Kompetenztraining ergeben (z.B. praktische Umsetzung von Rollenspielen, Schwierigkeiten der Doppelrolle Therapeut/Rollenspielpartner, Feedback im Einzelsetting). Dabei soll vorrangig das Vorgehen in einer „typischen ambulanten Therapiesituation" vorgestellt werden, es wird jedoch auch beschrieben, inwiefern sich das Vorgehen auf das Gruppensetting übertragen lässt.

Der Leitfaden ist modularisiert aufgebaut, sodass Therapeutinnen die Interventionen auswählen können, die für die spezifische Problemstellung ihrer Patienten indiziert sind. Er wird ergänzt um ausführliche Fallbeispiele und beispielhafte Therapiedialoge. Inzwischen existieren viele Varianten und Anpassungen der Methode für spezifische Anwendungsfelder (z.B. Patienten mit Suchterkrankungen oder Schizophrenie). Auch diese spezifischen Problemstellungen werden hier beschrieben und entsprechende therapeutische Herangehensweisen vorgestellt (vgl. Kapitel 5).

Zudem wird eine Auswahl der wichtigsten *Informations-* und *Arbeitsblätter* sowie von *Beispielsituationen* für Rollenspiele zur Verfügung gestellt. Umfassendes Arbeitsmaterial (inkl. weitere, zum hier beschriebenen Leitfaden passende Beispielsituationen) findet sich bei Stenzel und de Veer (in Vorb.).

Wir haben uns bei der Erstellung dieses Buches um eine gendergerechte Sprache bemüht. Wenn möglich, verwenden wir eine geschlechtsneutrale Formulierung oder sprechen explizit von mehreren Geschlechtern. Wenn die praktische Durchführung therapeutischer Interventionen beschrieben wird, nutzen wir für Therapeuten und Therapeutinnen durchgängig die weibliche Form („Therapeutin“, „Behandlerin“), für Patienten und Patientinnen die männliche Form („Patient“, „Teilnehmer“).

Ziele des vorliegenden Buches

- Aktuelle Darstellung sozialer Kompetenztrainings aus wissenschaftlicher und praktischer Perspektive.
- Vorstellung eines therapeutischen Leitfadens, der sich insbesondere auf das einzeltherapeutische Setting bezieht und auf die besonderen Herausforderungen eingeht, die sich dort für ein interaktives Verfahren wie das soziale Kompetenztraining ergeben.
- Ermöglichung einer hohen Flexibilisierung und Individualisierung der vorgestellten Interventionen durch die Darstellung von modularisiert aufgebauten Interventionen.
- Veranschaulichung des Vorgehens mithilfe von Fallbeispielen.

1 Theoretischer Hintergrund

1.1 Soziale Kompetenz – Definition und Einordnung eines Konzeptes

Zentrale Rolle und große Bedeutung sozialer Kompetenz

Jeder Mensch ist im Alltag auf die Kommunikation mit anderen Personen angewiesen und es existiert quasi kein Lebensbereich, der nicht durch die Interaktion mit anderen Menschen mitbestimmt wird. Die Fähigkeit, Beziehungen langfristig positiv zu gestalten und mit anderen Menschen so zu interagieren, dass eigene soziale, emotionale oder interpersonale Ziele erreicht werden, spielt daher eine zentrale Rolle für unser Wohlbefinden.

Folgerichtig findet das Konzept der sozialen Kompetenz seit Jahrzehnten in mehreren wissenschaftlichen Grunddisziplinen eine große Beachtung. Neben der Psychologie wird es beispielsweise auch in der Soziologie oder Pädagogik näher betrachtet. Auch innerhalb der Psychologie wird es in verschiedenen Teilbereichen berücksichtigt, beispielsweise in der Klinischen Psychologie, der Arbeits- und Organisationspsychologie sowie der Pädagogischen und Entwicklungspsychologie. Bei der Definition und Konzeptualisierung des Konstruktes wird der Fokus in den verschiedenen Forschungstraditionen allerdings auf unterschiedliche Aspekte gelegt. Das hat zur Folge, dass in den letzten Jahren eine Begriffsdiffusion entstanden ist und viele Definitionen und Operationalisierungen sozialer Kompetenz existieren (vgl. Grover, Nangle, Buffie & Andrews, 2020).

1.1.1 Soziale Kompetenz als Balanceakt zwischen Durchsetzung und Anpassung

Das Konzept der sozialen Kompetenz wurde im klinischen Kontext ursprünglich vor allem im Zusammenhang mit der Entwicklung von Selbstsicherheit und der Reduktion sozialer Ängste betrachtet (Salter, 1949). Aus der Tradition der „Assertiveness-Trainings" heraus wurde daher zunächst eher der *Durchsetzungsaspekt* betont. Beispielsweise beschreiben Ullrich und Ullrich de Muynck (2001) „Selbstsicherheit" im Rahmen ihres „Assertiveness-Trainings" als „Fähigkeit eines Individuums, in Relation zu seiner Umgebung eigene Ansprüche zu stellen und sie auch verwirklichen zu können. Dazu gehört (1) sich zu erlauben, eigene Ansprüche zu haben, (2) sich zu trauen, sie auch zu äußern und (3) die Fähigkeit zu besitzen, sie auch durchzusetzen" (Ullrich & Ullrich de Muynck, 2001, S. 19).

Im entwicklungspsychologischen Kontext wird traditionell ein großer Schwerpunkt auf die *Anpassung eines Individuums* an Normen und Werte einer Gesellschaft vor dem Hintergrund seines aktuellen Entwicklungsstandes gelegt. Denn basale Fähigkeiten zur sozialen Kognition, Emotionsregulation und Selbststeuerung sind eine wichtige Basis für eine erfolgreiche Adaptation an das jeweilige soziale Umfeld. So bezeichnet Schneider (1993) beispielsweise soziale Kompetenz als Fähigkeit, dem *Entwicklungsstand entsprechend* soziale Verhaltensweisen zu zeigen, die den *eigenen Beziehungen dienen* und *niemandem schaden.*

Aktuelle Definitionen sozialer Kompetenz berücksichtigen, mehr oder weniger explizit, sowohl den Durchsetzungs- als auch den Anpassungsaspekt. Beispielsweise bezeichnen Topping und Kolleginnen (2000) soziale Kompetenz als „Verfügen und Nutzen der Fähigkeit, seine Kognitionen, Emotionen und sein Verhalten so einzusetzen, dass soziale Aufgaben erfüllt und angestrebte soziale Ziele erreicht werden" (Topping et al., 2000, S. 32, Übers. d. Autorinnen).

Voraussetzung für Bedürfnisbefriedigung und erfolgreiche Anpassung an Umwelt

Soziale Kompetenz wird in dieser Definition als erforderlich dafür beschrieben, in der Interaktion mit anderen Menschen eigene Bedürfnisse zu verwirklichen und individuelle (soziale) Ziele zu erreichen – dabei jedoch auch soziale Normen (soziale Aufgaben) zu berücksichtigen. Es wird also die Fähigkeit beschrieben, sowohl interpersonell angemessen als auch effektiv – im Sinne der Verwirklichung eigener Ziele und Bedürfnisse – zu agieren. Auch in anderen Definitionen ist diese Kombination aus Durchsetzung und Anpassung enthalten. Beispielsweise definieren Hinsch und Pfingsten soziale Kompetenz als „Verfügbarkeit von kognitiven, emotionalen und motorischen Verhaltensweisen, die in bestimmten sozialen Situationen (...) zu einem langfristig günstigen Verhältnis von positiven und negativen Konsequenzen führen" (Hinsch & Pfingsten, 2015, S. 18).

Kompetenz und Performanz

Aktuellen Definitionen ist also gemeinsam, dass soziale Kompetenz nicht nur der Verwirklichung aktueller und kurzfristiger Bedürfnisse dient, sondern auch eine Voraussetzung für eine langfristig erfolgreiche Kommunikation mit der Umwelt darstellt. Darüber hinaus ist es wichtig, Kompetenz und Performanz zu unterscheiden. Unter Kompetenz versteht man das zeitlich überdauernde Potenzial eines Individuums. Performanz beschreibt die tatsächliche Umsetzung dieses Potenzials in Form von sozial kompetentem Verhalten (vgl. Tabelle 1).

Diese Unterscheidung zwischen der allgemeinen *Kompetenz* einer Person und der tatsächlich situativ gezeigten *Performanz* ist auch für den klinisch-psychologischen Kontext relevant. Dies lässt sich anhand des Störungsbilds der so-

Tabelle 1: Abgrenzung soziale Kompetenz und sozial kompetentes Verhalten (vgl. Kanning, 2015, S. 4)

	Soziale Kompetenz	Sozial kompetentes Verhalten
Definition	Gesamtheit des Wissens, der Fähigkeiten und Fertigkeiten einer Person, welche die Qualität eigenen Sozialverhaltens – im Sinne der Definition sozial kompetenten Verhaltens – fördert	Verhalten einer Person, das in einer spezifischen Situation dazu beiträgt, die eigenen Ziele zu verwirklichen, wobei gleichzeitig die soziale Akzeptanz des Verhaltens gewahrt wird
Zentrale Merkmale	• zeitlich überdauerndes Potenzial • indirekt zu erschließen • multidimensional	• situationsspezifisch • beeinflusst durch externe Faktoren • direkt beobachtbar

zialen Phobie erläutern. Selbst wenn beispielsweise sozialphobische Patienten eine schlechtere soziale Performanz zeigen, muss diese nicht primär durch ein „soziales Fähigkeitsdefizit" verursacht sein. Eine schlechte Performanz kann durch viele Faktoren zustande kommen: Beispielsweise können sowohl starke soziale Ängste als auch die häufig damit einhergehende hohe Selbstaufmerksamkeit der Betroffenen oder das ausgeprägte Sicherheitsverhalten dazu führen, dass sich die grundsätzlich vorhandene Kompetenz einer Person nicht in der Performanz, also dem Verhalten abbildet. Soziale Kompetenz ist als Eigenschaft daher eine notwendige, aber nicht hinreichende Bedingung für die individuelle Performanz – also das jeweilige sozial kompetente Verhalten einer Person in einer bestimmten Situation. Für eine gezielte Interventionsplanung ist es wichtig, diese Unterschiede zu kennen und in der Behandlungsplanung angemessen zu berücksichtigen (vgl. Kapitel 3).

1.2 Modelle sozialer Kompetenz

Strukturmodelle vs. Prozessmodelle

Es existieren viele Modelle zur Beschreibung sozialer Kompetenzen. Diese können grob in Struktur- und Prozessmodelle unterteilt werden. Anhand von *Strukturmodellen* wird versucht, die Komponenten zu beschreiben, die das Konstrukt der sozialen Kompetenz ausmachen. Sie helfen praktisch tätigen Psychotherapeutinnen und Psychotherapeuten, sich einen differenzierten Eindruck von der sozialen Kompetenz einer Person zu verschaffen und können helfen, Ideen für die Organismusvariable bzw. auch für die Makroanalyse zu generieren. *Prozessmodelle* versuchen dagegen, die Aktualgenese des sozial kompetenten Verhaltens zu erklären. Es geht also darum, den Ablauf einer konkreten Verhaltenssequenz zu beschreiben. In einer vereinfachten Form eignen sich Prozessmodelle gut für die Psychoedukation und dafür, gemeinsam mit Patienten Ansatzpunkte für (therapeutische) Interventionen zu erarbeiten. Im Folgenden werden ausgewählte Struktur- und Prozessmodelle vorgestellt.

1.2.1 Strukturmodelle

Es existieren sowohl theoretisch als auch empirisch hergeleitete Strukturmodelle. Wir möchten uns im Folgenden vorrangig dem *Modell sozialer Kompetenz* nach Kanning (vgl. 2003, 2015) widmen. Wir haben uns aus mehreren Gründen dafür entschieden: Zum einen handelt es sich um ein empirisch hergeleitetes Modell, das in mehreren aufeinander folgenden Arbeiten entwickelt worden ist. Zum anderen liegt diesem Modell ein breites Verständnis sozialer Kompetenz zugrunde, das nicht allein auf Durchsetzungs- oder Anpassungsverhalten fokussiert, sondern weitere Aspekte mit einbezieht (Prosozialität, Wertepluralismus oder Unterstützung anderer). Es erweitert die Sichtweise damit um Dimensionen, die für eine langfristige positive Beziehungsgestaltung wichtig sind und die wir auch in unserem praktischen Behandlungsleitfaden adressieren (vgl. Kapitel 3).

Kompetenzkataloge

Für sein Modell analysierte Kanning zunächst mehrere Kompetenzkataloge. In der Folge extrahierte er 15 Kompetenzen, die er drei Kompetenzgruppen zuordnete: *Perzeptiv-kognitiv, motivational-emotional* und *behavioral* (vgl. Tabelle 2).

Tabelle 2: Integration diverser Kompetenzkataloge (zit. nach Kanning, 2003, S. 21)

Perzeptiv-kognitiver Bereich	Motivational-emotionaler Bereich	Behavioraler Bereich
• Selbstaufmerksamkeit (direkt, indirekt) • Personenwahrnehmung • Perspektivenübernahme • Kontrollüberzeugung (internal, external) • Entscheidungsfreudigkeit • Wissen	• Emotionale Stabilität • Prosozialität • Wertepluralismus	• Extraversion • Durchsetzungsfähigkeit • Handlungsflexibilität • Kommunikationsstil (z. B. Unterstützung, Zuhören, Einflussnahme, Expressivität) • Konfliktverhalten (Verwirklichung eigener Interessen, Berücksichtigung anderer) • Selbststeuerung (Verhaltenskontrolle im sozialen Kontext, Selbstdarstellung)

Diese Aufteilung des Konstruktes sozialer Kompetenz in mehrere Kompetenzgruppen entspricht dem aktuellen Forschungsverständnis: Anstatt lediglich sozial kompetentes Verhalten zu beschreiben („Social Skills-Perspektive“), wird inzwischen eine integrative Perspektive vertreten, in der soziale Kompetenz als Mantelkonstrukt bezeichnet wird, das sich sowohl aus kognitiven als auch aus emotionalen und behavioralen Aspekten zusammensetzt. Im Rahmen mehrerer Folgeuntersuchungen extrahierte Kanning schließlich aus den 15 Kompetenzen (Primärfaktoren) vier übergeordnete Faktoren (Sekundärfaktoren):

- *Soziale Orientierung:* Ausmaß, in dem eine Person anderen Menschen offen, mit positiver Grundhaltung gegenübertritt.
- *Offensivität:* Fähigkeit, aus sich herauszugehen; im Kontakt mit anderen Menschen eigene Interessen aktiv verwirklichen zu können.
- *Selbststeuerung:* Fähigkeit eines Menschen flexibel und rational zu handeln, wobei man sich selbst als bewusster Akteur begreift.
- *Reflexibilität:* Ausmaß, in dem sich eine Person mit sich und ihren Interaktionspartnern aktiv auseinandersetzt.

1.2.2 Prozessmodelle

Prozessmodelle

Während sich Strukturmodelle mit den latenten Dimensionen beschäftigen, die dem Konstrukt „Soziale Kompetenz“ zugrunde liegen, versuchen Prozessmodelle, die Aktualgenese sozial kompetenten Verhaltens zu beschreiben. Es geht also darum, das individuelle Verhalten und Erleben einer Person in einer Interaktionssituation zu erklären. In einer vereinfachten Form eignen sich Prozessmodelle daher gut für die Psychoedukation und dafür, Ansatzpunkte für (therapeutische) Interventionen zu erarbeiten.

Das bedingungsanalytische Modell sozial kompetenten Verhaltens

Als Basis für Interventionen zur Förderung sozialer Kompetenzen haben sich Prozessmodelle bewährt, die sich an den Grundstrukturen der funktionalen Verhaltensanalyse (SORKC) orientieren und diese auf den sozial-interaktionalen Kontext übertragen. Konsistent dazu steht auch am Beginn unserer Modellbetrachtung eine soziale Situation mit bestimmten antezendenten Bedingungen. Diese Bedingungen treffen auf eine Person, die mit spezifischen biologisch-physiologischen sowie psychosozialen Eigenschaften ausgestattet ist (Organismusvariable). Auf dieser Basis zeigt die Person eine spezifische kognitive und emotionale Verarbeitung sowie physiologische Reaktionen. Es resultiert schließlich ein bestimmtes Verhalten (Annährung, Vermeidung, Sicherheitsverhalten), das wiederum durch (kurz- und langfristige) Verhaltenskonsequenzen aufrechterhalten wird.

Fallbeispiel: Herr T.

Dependente Persönlichkeit

Herr T. meldet sich zum Erstgespräch in der Ambulanz. Er ist 45 Jahre alt, geschieden und hat zwei Kinder aus erster Ehe. Die Diagnostik ergibt eine rezidivierende depressive Störung (gegenwärtig mittelgradig, F33.1) sowie eine Dysthymie (F34.1). Zusätzlich wird eine dependente Persönlichkeitsstörung diagnostiziert (F60.7).

Im Laufe der Depressionsbehandlung werden zunächst Interventionen zur Aktivierung und Stimmungsstabilisierung durchgeführt (Hautzinger, 2013). Im weiteren Verlauf wird deutlich, dass bei Herrn T. umfassende Defizite im Bereich sozialer Kompetenzen vorliegen. Beispielsweise berichtet der Patient von großen Schwierigkeiten, seine Bedürfnisse durchzusetzen und sich abzugrenzen. An seiner Arbeitsstelle neigt er dazu, viel zu viele Aufgaben anzunehmen und deswegen sehr oft Überstunden zu machen. Auch mit seiner Exfrau kommt es häufig zu Konflikten, in deren Verlauf Herr T. meistens das tut, was sie von ihm verlangt. Außerdem ist Herr T. sehr isoliert. Eigentlich möchte er gerne neue Kontakte aufbauen, es fällt ihm jedoch schwer, mit anderen Menschen ins Gespräch zu kommen. Aus diesem Grund sollen in der Behandlung zusätzlich Interventionen zum Aufbau und zur Förderung sozialer Kompetenzen durchgeführt werden.

Ein bedingungsanalytisches Modell sozial kompetenten Verhaltens könnte bei Herrn T. folgendermaßen aussehen:

Interne und externe Stimuli

- *Interne und externe Stimulusbedingungen.* Bei der Analyse der Stimulusbedingungen geht es darum, die dem problematischen Verhalten vorausgehenden Reizbedingungen möglichst umfassend herauszuarbeiten und zu berücksichtigen. Wir unterscheiden zwischen internen (persönlichen) und externen Bedingungen. Damit ist zum einen die Situation mit den damit einhergehenden raumzeitlichen und sozialen Bedingungen gemeint, als auch situative interne Bedingungen, die in der handelnden Person begründet sind.

Fallbeispiel: Herr T. – Stimulusbedingungen

Stimulus (extern)

Herr T. hat einen wichtigen beruflichen Termin. Als er sich grade auf den Weg machen will, kommt seine Exfrau ohne Ankündigung vorbei. Sie bittet ihn schroff, mit ihr einige Papiere durchzugehen. In die Stadt könne er „morgen immer noch fahren“, er solle „mal aufhören, nur an sich zu denken“.

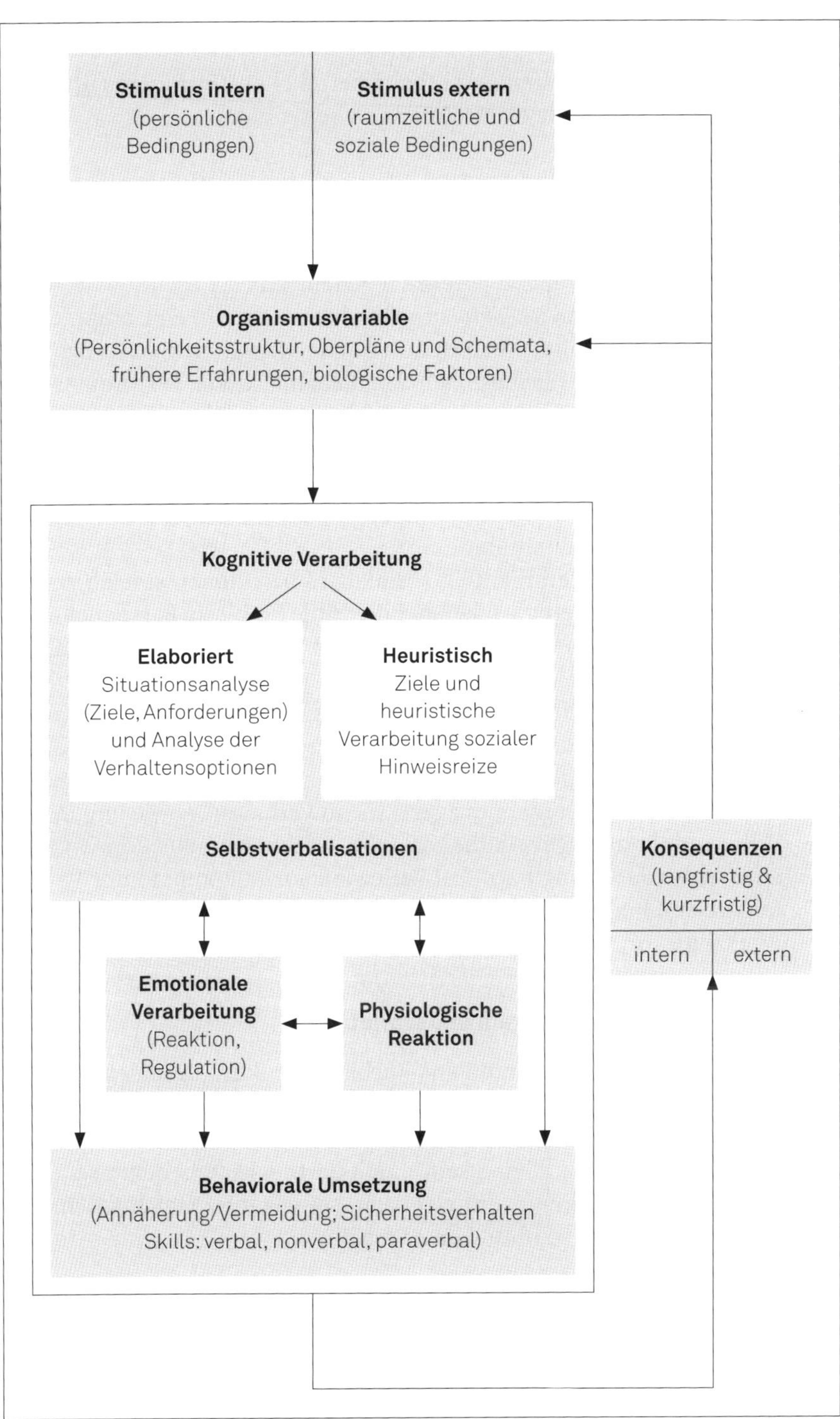

Abbildung 1: Bedingungsanalytisches Modell sozial kompetenten Verhaltens

Stimulus (intern)

Herr T. ist sehr angespannt vor seinem beruflichen Termin und übermüdet, da er bis spät in die Nacht dafür gearbeitet hat.

- *Organismusvariablen.* Die Stimulusbedingungen treffen auf eine Person mit individuellen biologischen und psychischen Voraussetzungen, welche den weiteren Prozess moderieren. Folgende Faktoren sind für sozial kompetentes Interaktionsverhalten potenziell bedeutsam:
  - Als relevante *biologische Faktoren* gelten beispielsweise eine erhöhte biologische Vulnerabilität für physiologische Reaktionen (z. B. Erröten, Schwitzen, Zittern), da diese sich direkt auf die soziale Performanz auswirken können; auch „behavioral inhibition" (Verhaltenshemmung) als individuelles *Temperamentsmerkmal* kann relevant sein.
  - Als wichtige *psychosoziale Faktoren* gelten die Fähigkeit zur sozialen Wahrnehmung (z. B. Berücksichtigung sozialer Kontexte und Rollen) und zur Perspektivübernahme.
  - Für die akkurate Verarbeitung sozialer Informationen spielen zudem dysfunktionale Schemata oder kognitive Stile bis hin zu Persönlichkeitsakzentuierungen eine wichtige Rolle (z. B. ängstlich-vermeidend, dependent).
  - Lerngeschichtlich bedeutsam können beispielsweise ein überbehütender Erziehungsstil der primären Bezugspersonen, die Konditionierung negativer Erfahrungen (z. B. durch Mobbing oder soziale Ausgrenzung), Erfolge mit unsicherem oder aggressivem Verhalten, sowie ungünstige Selbstverstärkungsgewohnheiten sein. Darüber hinaus können auch eine fehlende Übung bzw. das Verlernen sozial kompetenter Verhaltensweisen bedeutsam sein (z. B. durch soziale Deprivation, sozialen Rückzug).

Fallbeispiel: Herr T. – Organismusvariablen

Herr T. hat eine dependente Persönlichkeitsstruktur. Er leidet an Angst vor Bindungsverlust und hat diverse negative Selbstschemata und Konzepte (z. B. „Ich bin schwach und Anforderungen alleine nicht gewachsen", „Ich kann nicht alleine sein", „Ich darf nicht unbequem sein, um Zuwendung zu erhalten"). Er neigt dazu, auf negative Ereignisse mit depressiven Stimmungseinbrüchen zu reagieren.

- *Kognitive Verarbeitung.* Eine funktionale kognitive Verarbeitung sozialer Hinweisreize, eine angemessene Berücksichtigung eigener Ziele und eine adäquate Einschätzung der wahrgenommenen Handlungsmöglichkeiten sind wichtig für die Steuerung sozial kompetenten Verhaltens. Kanning (2015) diskutiert in seinem Modell die „Situationsanalyse" und die „Ana-

Situationsanalysen, Verhaltensoptionen

lyse von Verhaltensoptionen". Im Rahmen der Situationsanalyse muss der Handelnde die Ziele definieren, die er selbst in der aktuellen sozialen Situation verwirklichen möchte, gleichzeitig aber auch einschätzen, welche Anforderungen die soziale Umwelt an sein Verhalten stellt. Daraufhin erfolgt eine Analyse der Verhaltensoptionen. Der Handelnde muss eine Einschätzung vornehmen, welche Verhaltensweisen dazu geeignet sind, seine Ziele zu verwirklichen und gleichzeitig den Anforderungen der Umwelt gerecht zu werden. Zudem muss er einschätzen, ob er in der Lage ist, diese Verhaltensweisen auch tatsächlich auszuführen.

Viele Studien zeigen, dass die soziale Informationsverarbeitung einer Person anfällig für Verzerrungen ist (für eine Übersicht vgl. Kingery, Erdley & Scarpulla, 2020). Autoren kognitiver Modelle zu sozialen Ängsten gehen beispielsweise davon aus, dass Personen in sozialen Situationen eine *mentale Repräsentation* dessen entwickeln, wie *sie selbst von der Außenwelt* gesehen werden. Diese ist bei sozial ängstlichen Personen negativ verzerrt: Die Betroffenen bewerten ihr Verhalten im Vergleich zu wenig ängstlichen Personen negativer. Darüber hinaus überschätzen sie das Ausmaß, in dem die von ihnen erlebte Angst für andere ersichtlich ist. Eine Verzerrung der sozialen Informationsverarbeitung kann zudem durch eine selektive Aufmerksamkeit auf bedrohliche Hinweisreize entstehen, die sowohl bei sozialphobischen Patienten als auch bei anderen Störungsbildern gezeigt werden konnte.

Eine dysfunktionale soziale Informationsverarbeitung kann sich wiederum negativ auf die Erfolgserwartung einer Person auswirken: Beispielsweise schätzen Personen mit sozialer Phobie negative Bewertung und negative Konsequenzen als wahrscheinlicher ein als niedrig ängstliche Personen. Dieser Effekt konnte auch für subklinische Ängste nachgewiesen werden. Die Betroffenen gehen davon aus, mit ihrem Verhalten die Standards der Außenwelt nicht erreichen zu können und neigen dazu, eine große Diskrepanz zwischen ihren Möglichkeiten und den vermuteten Erwartungen anderer anzunehmen.

Selbstverbalisationen

Die oben dargestellten Verzerrungen in der sozialen Informationsverarbeitung können sich schließlich in dysfunktionalen Kognitionen im Sinne von automatischen Gedanken (oder auch „Selbstverbalisationen") in der konkreten sozialen Situation manifestieren.

Fallbeispiel: Herr T. – Kognitive Verarbeitung

Im Beispiel von Herrn T. könnten folgende automatische Gedanken ausgelöst werden:

- „Ich muss doch zu meinem Termin."
- „Was wird mein Chef sagen?"
- „Wenn ich nicht nachgebe, verliere ich den Kontakt ganz."
- „Ich muss ihr zeigen, dass ich kein Egoist bin."

- *Emotionale Verarbeitung und physiologische Symptome.* Die Wahrnehmung einer Diskrepanz zwischen dem Selbstbild und den vermuteten Standards der Außenwelt sowie einer Diskrepanz zwischen den individuellen Zielen und Bewältigungsmöglichkeiten einer Person zieht häufig eine starke emotionale Reaktion (z.B. in Form von Angst, Hilflosigkeit oder Ärger) nach sich. Mit der emotionalen Reaktion gehen meist starke physiologische Symptome einher (z.B. zittern, schwitzen). Diese Reaktion kann die mentale Repräsentation des Selbst – also die Annahme der Person, wie die Außenwelt sie wahrnimmt – zusätzlich negativ verzerren und die Selbstaufmerksamkeit weiter erhöhen und letztendlich können sich die emotionale Reaktion und die physiologischen Symptome auch auf das soziale Verhalten der Betroffenen auswirken, sodass alle Faktoren miteinander interagieren.

Fallbeispiel: Herr T. – Emotionale Verarbeitung und physiologische Symptome

Herr T. beschreibt folgende Emotionen und physiologischen Symptome:
- *Emotionale Reaktion:* Ängstlichkeit, Traurigkeit, Hilflosigkeit, Hoffnungslosigkeit
- *Physiologische Symptome:* Innere Anspannung, leichtes Zittern, Schwitzen

- *Behaviorale Reaktion.* Funktionales, sozial kompetentes Verhalten setzt sich aus einer Kombination mehr oder weniger komplexer Verhaltenskomponenten zusammen (Skills). Dabei sollte verbales und nonverbales sowie paraverbales Verhalten aufeinander abgestimmt sein. Wie bereits beschrieben, können dysfunktionale kognitive- und emotionale Prozesse dazu führen, dass eine Person nicht in der Lage ist, prinzipiell *vorhandene Fähigkeiten adäquat umzusetzen.* Darüber hinaus ist es auch möglich, dass eine Person ein adäquates soziales Verhalten *nicht oder nur unzureichend gelernt hat* (z.B. aufgrund eines sozial deprivierten Umfeldes, inadäquater Verstärkerbedingungen). Zudem können *vorhandene Fertigkeiten* auch *wieder verlernt worden* sein (z.B. durch ausgeprägten sozialen Rückzug im Rahmen einer Depression oder starkes Vermeidungsverhalten im Rahmen von Angststörungen).

Nicht umsetzen, nicht gelernt, verlernt

Fallbeispiel: Herr T. – Behaviorale Reaktion

- *Verbal:* Herr T. stimmt seiner Frau zu und sagt: „Ist o.k., du hast ja recht, lass uns die Unterlagen zusammen durchgehen."
- *Nonverbal:* Herr T. setzt sich mit seiner Frau in die Küche und geht die Papiere durch. Seine Gestik ist eingeschränkt, die Mimik und Körperhaltung angespannt. Er vermeidet den Blickkontakt und starrt auf die Unterlagen.
- *Paraverbal:* Seine Stimme ist monoton und schleppend.

- *Konsequenzen.* Auf inadäquates soziales Verhalten folgen Konsequenzen, die langfristig die negativen Vorstellungen des Patienten über sich und seine Umgebung noch verstärken. Beispielsweise führt submissives Verhalten kurzfristig häufig dazu, dass ein sozialer Konflikt vermieden wird und ein Gefühl der Entlastung entsteht (extern und intern, kurzfristig). Langfristig wächst jedoch die Wahrscheinlichkeit, dass andere Personen noch mehr Aufgaben an den Patienten herantragen (extern, langfristig) und ähnliche Situationen aufgrund der negativen Lerngeschichte eine noch stärkere Anspannung verursachen (intern, langfristig) – ein Teufelskreis entsteht.

Fallbeispiel: Herr T. – Konsequenzen

- *Kurzfristig:* Umgeht Auseinandersetzung mit seiner Exfrau ($\not{C}^{-}$), vermeidet es „unbequem“ zu sein ($\not{C}^{-}$).
- *Langfristig:* Herr T. macht am nächsten Tag Überstunden, da er den beruflichen Termin neben seiner sonstigen Arbeit nachholen muss (C^{-}), Bestätigung des eigenen Selbstbildes als schwach und nicht durchsetzungsfähig (C^{-}), Ärger über Unfähigkeit sich abzugrenzen (C^{-}).

1.3 Soziale Kompetenz als relevanter Faktor für die Entstehung und Aufrechterhaltung psychischer Störungen

Psychische Störungen werden als Ergebnis einer komplexen Interaktion mehrerer Faktoren betrachtet. Vulnerabilitäts-Stressmodelle beziehen dazu sowohl biologische als auch kognitiv-affektive und soziale bzw. umweltbezogene Faktoren ein. In ein solches Modell lassen sich auch soziale Kompetenzen einordnen. Beispielsweise zeigen mehrere Untersuchungen, dass ein substanzieller Zusammenhang zwischen sozialen Kompetenzdefiziten und allgemein erhöhter Psychopathologie besteht (vgl. Kamper-DeMarco, Shankman, Fearey, Lawrence & Schwartz-Mette, 2020). Konsistent dazu finden sich Defizite sozialer Kompetenzen bei ganz verschiedenen Störungsbildern, beispielsweise bei Depressionen, Autismus-Spektrum-Störungen, Persönlichkeitsstörungen oder psychotischen Erkrankungen.

Vulnerabilitäts- und Stabilisierungsfaktor

Die meisten Autorinnen und Autoren gehen davon aus, dass die Beziehung zwischen sozialen Kompetenzen und einer verstärkten Psychopathologie bilateral ist (vgl. Kamper-DeMarco et al., 2020). Zum einen können Defizite sozialer Kompetenzen *als Vulnerabilitäts- und Aufrechterhaltensfaktoren* wirken, auf der anderen Seite kann eine *psychische Störung selbst dazu führen,* dass die soziale Performanz einer Person beeinträchtigt wird, was die allgemeine Belastung verstärken und sich wiederum negativ auf die Psychopathologie auswirken kann.

Defizite im Bereich der sozialen Kompetenzen können dazu führen, dass Stresssituationen schlechter bewältigt werden, sie können eine Person sowohl beim Aufbau sozialer Kontakte als auch bei der Befriedigung wichtiger Bedürfnisse behindern. Dadurch kann sich die allgemeine Belastung erhöhen, was sich langfristig sowohl auf die Entstehung als auch auf den Verlauf psychischer Störungen negativ auswirken kann. Beispielsweise wirken soziale Fertigkeiten als *Vulnerabilitätsfaktoren* für die Entwicklung internalisierender Störungen. Darüber hinaus können sie eine Rolle als Aufrechterhaltungsfaktoren (modifizierende Variablen) und als Prädiktoren für Symptomverschlechterung bei Depressionen, Ängsten und Einsamkeit spielen.

Ressource

Auf der anderen Seite können gut ausgeprägte soziale Fertigkeiten positiv auf die Bewältigung von Stresssituationen wirken und so eine *Ressource* (modifizierende Variablen) darstellen. Studien zeigten beispielsweise positive Einflüsse auf allgemeines Coping; Personen mit hoher sozialer Kompetenz erlebten zudem eine bessere Selbstwirksamkeit und größere Lebenszufriedenheit.

Affektive Erkrankungen

Defizite im Bereich sozialer Kompetenzen spielen bei *affektiven Störungen* häufig eine wichtige Rolle. Patienten mit depressiven Erkrankungen berichten oft von Problemen, soziale Interaktionen nach ihren eigenen Wünschen zu gestalten, beispielsweise eigene Bedürfnisse durchzusetzen, Konflikte effektiv zu handhaben oder mit anderen Menschen in Kontakt zu kommen bzw. zu bleiben. Darüber hinaus schätzen sie in Selbstberichten ihre eigenen sozialen Kompetenzen schlechter ein als gesunde Personen.

Zusammenhänge zwischen depressiven Erkrankungen und Defiziten in sozialen Kompetenzen wurden in vielen Studien gezeigt. Diese Defizite können verschiedene Ursachen haben. Depressive Patienten können häufig aufgrund ihres Antriebsverlustes und ihrer gedrückten Stimmung kein angemessenes, sozial kompetentes Verhalten zeigen. Auf der anderen Seite kann das Kompetenzdefizit aber natürlich auch schon vor Auftreten der depressiven Erkrankung bestanden haben und als Vulnerabilitätsfaktor fungieren. In vielen psychotherapeutischen Programmen wird deshalb zusätzlich zu störungsspezifischen Methoden auf Interventionen zur Förderung sozialer Kompetenz verwiesen.

Angststörungen

Beschäftigt man sich mit dem Thema „soziale Kompetenz“ im Kontext von *Angststörungen* finden sich viele Untersuchungen zum Störungsbild der sozialen Phobie. Aktuellen Modellen zufolge gelten Defizite in sozialen Fertigkeiten als Vulnerabilitätsfaktor für die Entwicklung einer sozialen Phobie. Personen mit einer sozialen Phobie schätzen sich häufiger als wenig sozial kompetent ein. Zu der Frage, ob sie generell auch von Außenstehen-

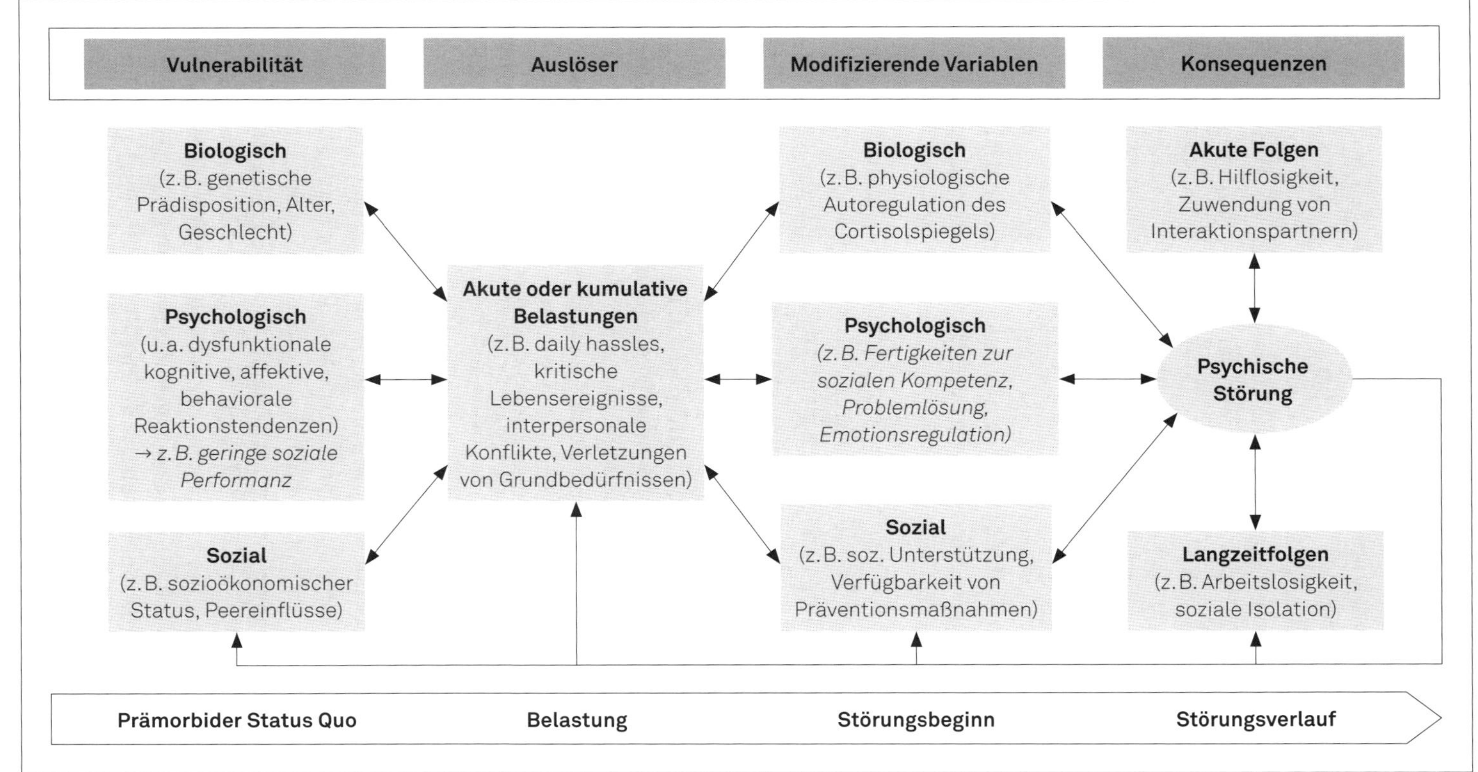

Abbildung 2: Soziale Fertigkeiten im Kontext der Entstehung und Aufrechterhaltung psychischer Störungen (angelehnt an Stenzel, Fehlinger & Radkovsky, 2015)

den als weniger sozial kompetent beurteilt werden, finden sich allerdings heterogene Befunde. Aber selbst, wenn diese Personen ein weniger sozial kompetentes Verhalten zeigen, muss dieses nicht durch ein reines „Fähigkeitsdefizit" zustandekommen. Untersuchungen zufolge kann ein Teil der schlechteren Performanz sozialphobischer Personen auch durch Angst- und Vermeidungstendenzen bedingt sein („Kompetenz-Performanz-Debatte"). Beispielsweise können sowohl starke soziale Ängste als auch die häufig damit einhergehende hohe Selbstaufmerksamkeit der Betroffenen oder das ausgeprägte Sicherheitsverhalten dazu führen, dass sich die grundsätzlich vorhandene Kompetenz einer Person nicht in der Performanz, also dem Verhalten abbildet. Der Einsatz eines sozialen Kompetenztrainings sollte also die störungsspezifische Bearbeitung der aufrechterhaltenden Bedingungen nicht ersetzen. Zudem sollte die Therapeutin darauf achten, die meist ohnehin hohen Leistungsansprüche der Patienten an das eigene Verhalten nicht zu verstärken. Trotzdem kann ein soziales Kompetenztraining bei Patienten mit sozialen Ängsten eine wichtige therapeutische Ergänzung darstellen.

Schizophrenie

Patienten mit einer *Schizophrenie* weisen oft soziale Kompetenzdefizite auf. Beispielsweise zeigen Betroffene im Vergleich zu Gesunden häufig eine eingeschränkte soziale Anpassungsfähigkeit und sind weniger gut sozial vernetzt. Dies hängt zum Teil auch mit der Grunderkrankung zusammen: Auch wenn die Positivsymptomatik der Betroffenen häufig gut behandelt werden kann, trägt eine persistierende Negativsymptomatik, wie z. B. Affektverflachung oder Sprachverarmung, häufig weiterhin zu sozialen Schwierigkeiten bei. Die Betroffenen haben zudem meist Schwierigkeiten mit der Wahrnehmung von Emotionen und sozialen Situationen sowie mit der Perspektivübernahme (Theory of Mind). Geringe soziale Kompetenzen erweisen sich als Risikofaktor, der die erfolgreiche Bewältigung von Stresssituationen erschweren und die allgemeine Belastung erhöhen kann. Metanalysen zeigen, dass sich soziale Kompetenztrainings nicht nur positiv auf die soziale Funktionsfähigkeit auswirken, sondern auch Effekte auf die Negativsymptomatik der Betroffenen haben können.

Substanzbezogene Störungen

Bei Patienten mit *substanzbezogenen Störungen* liegen häufig sowohl emotionale, aber auch soziale Kompetenzdefizite vor, die einen maladaptiven Umgang mit (interpersonellen) Konflikten und Stress begünstigen. Die suchtbezogene Substanz fungiert dann oft als Bewältigungs- und Problemlösestrategie. Soziale Kompetenzen sind deshalb auch ein ausgesprochen wichtiger Faktor im Rückfallgeschehen bei substanzbezogenen Störungen. Studien weisen darauf hin, dass eine substanzielle Zahl von Rückfällen auf soziale Faktoren (wie z. B. Versuchungssituationen, zwischenmenschliche Konflikte) zurückzuführen ist (vgl. Sliedrecht, de Waart, Witkiewitz & Roozen, 2019). Abstinente Patienten werden auch nach Therapieabschluss mit schwierigen sozialen Situationen konfrontiert, in denen sie „neue" Kompetenzen benötigen (z. B. sich in

Versuchungssituationen abgrenzen und „Nein sagen"). Anhand dieser Beispiele wird deutlich, dass sozialen Kompetenztrainings bei substanzbezogenen Störungen von der individuellen Fallkonzeption über die Therapieplanung bis hin zur Rückfallprophylaxe eine wichtige Funktion zu kommt.

Persönlichkeitsstörungen

Persönlichkeitsstörungen sind häufig mit interpersonellen Problemen assoziiert. Dies reflektiert sich bereits in der Definition von Persönlichkeitsstörungen als überdauerndes Muster von innerem Erleben und Verhalten, das merklich von den Erwartungen der soziokulturellen Umgebung abweicht und sich unter anderem auch in zwischenmenschlichen Beziehungen manifestieren kann. Beispielsweise sind Schwierigkeiten in der Nähe-Distanz-Regulation, Unsicherheit bzgl. der eigenen Wirkung auf Interaktionspartner und ein ausgeprägtes interpersonelles Misstrauen typische interaktionelle Problembereiche von Borderline-Patientinnen. Ein weiteres Beispiel ist die vermeidend-selbstunsichere Persönlichkeitsstörung. Im Mittelpunkt der Störung steht die Überzeugung, sozial unbeholfen, unattraktiv und minderwertig zu sein sowie eine ausgeprägte Sorge, in sozialen Situationen kritisiert oder abgelehnt zu werden. Interventionsprogramme zur Behandlung der ängstlich-vermeidenden Persönlichkeitsstörung setzen deshalb unter anderem bei der Verbesserung sozialer Kompetenzen an. Fiedler zufolge ist soziale Unsicherheit bei vielen Persönlichkeitsstörungen eine Art Leitsymptom, weshalb das Training sozialer Kompetenz bei der Behandlung häufig eine wichtige Rolle einnimmt (Fiedler & Herpertz, 2016).

Autismus-Spektrum-Störungen

Autismus-Spektrum-Störungen gehen mit einem charakteristischen Muster von *Funktionseinschränkungen in der sozialen Interaktion und Kommunikation* einher (z.B. Schwierigkeiten in der Nähe-Distanz-Regulation, Defizite im Verständnis und Gebrauch von Mimik und Gestik, mangelnde soziale Perspektivübernahme). Interventionen zum Aufbau und zur Förderung sozialer Kompetenzen kommen daher bei diesem Störungsbild eine hohe Bedeutung zu.

Chronische körperliche Erkrankungen

Chronische körperliche Erkrankungen (z.B. Krebserkrankungen, koronare Herzerkrankungen, chronische Lungenerkrankungen) gehen häufig mit einer reduzierten Belastbarkeit der Betroffenen einher. Durch die verringerte Teilhabe der Betroffenen am Alltagsleben entstehen neue interaktionelle und kommunikative Herausforderungen im sozialen Umfeld (z.B. um Unterstützung bitten, überfordernde Aufgaben ablehnen, eigene Grenzen und Schwächen eingestehen). Gute soziale Fertigkeiten können als wichtiger protektiver Faktor wirken und den Betroffenen helfen, sich an die veränderten Lebensumstände anzupassen. Darüber hinaus erweist sich eine funktionale Kommunikation mit dem Arzt sowie dem gesamten medizinischen System als wichtige Voraussetzung für eine optimale Behandlung. Hoffnungslos-resignatives Verhalten (z.B. infolge langer Krankengeschichten oder zahlreicher erfolgsloser Behandlungsversuche in der Vorgeschichte) führt bei Patienten mit chronischen körperlichen Erkrankungen häufig zu Hemmungen, sich überhaupt einem Arzt mitzuteilen. Eine gestörte Arzt-Patient-Kommunikation kann sich wiederum negativ auf die Behandlungsadhärenz und den Behandlungserfolg auswirken. Trainings sozialer Kompetenzen können also eine wichtige Rolle für eine Verbesserung der Krankheitsverarbeitung, der Krankheitsbewältigung und zur Prävention psychischer Erkrankungen spielen.

1.4 Aufbau sozialer Kompetenzen: Interventionen und Anwendungsbereiche

Kompetenztrainings seit den 1950er Jahren

Interventionen zur Förderung von Selbstsicherheit und sozialer Kompetenz haben eine lange Tradition. Erste Interventionen wurden bereits in den 1950er Jahren von Andrew Salter entwickelt. Salter (1949) ging davon aus, dass psychische Störungen auf eine fehlende Ausgewogenheit von Aktivierungs- und Hemmungsprozessen zurückzuführen seien. Er war der Ansicht, dass bei einer Person, die Schwierigkeiten hat, Bedürfnisse oder Gefühle zum Ausdruck zu bringen, vorrangig soziale Hemmungsprozesse bedeutsam sind.

Störungsübergreifende Konzeption

In Anlehnung an diesen Ansatz entwickelte Wolpe (1973) das *Assertiveness-Training*. Inzwischen existiert eine große Zahl von *strukturierten Behandlungsprogrammen* zum Aufbau und zur Förderung sozialer Kompetenzen im klinisch-psychologischen Setting. Diese Programme sind häufig störungsübergreifend konzipiert, beziehungsweise bei mehreren Störungsbildern anwendbar. Im deutschsprachigen Raum sind hier beispielsweise das „Assertiveness-Training Programm" (ATP; Ullrich & Ullrich de Muynck, 2001/2002/2004/2006) oder das „Gruppentraining sozialer Kompetenzen" (GSK; Hinsch & Pfingsten, 2015) zu nennen. Zudem beinhalten viele *störungsspezifische Therapieprogramme zusätzliche Module* oder Abschnitte *zur Förderung sozialer Kompetenzen*, z. B. bei Depressionen und Essstörungen (vgl. Hautzinger, 2013; Legenbauer & Vocks, 2014).

Variationen für verschiedene Anwendungsfelder

Für die Besonderheiten einiger spezifischer Anwendungsfelder (z. B. Schizophrenie, Suchterkrankungen, Autismus-Spektrum-Störungen) finden sich zudem deutliche Variationen der klassischen Methode, die speziell *an die besonderen Erfordernisse dieser Störungsgruppen* angepasst wurden (für eine Übersicht vgl. Kapitel 5).

Auch wenn sich die verschiedenen Interventionen und Programme in ihrer Schwerpunktsetzung durchaus voneinander unterscheiden, haben sie grundsätzlich ähnliche Ziele.

Merke

Das *primäre Ziel* aller Interventionen zur Förderung sozialer Kompetenz ist es, Menschen in ihren interaktionellen Fertigkeiten so zu unterstützen, dass ihnen eine effektive und sozial angemessene Verfolgung ihrer eigenen Bedürfnisse möglich wird.

Einüben durch Rollenspiele

Der Schwerpunkt sozialer Kompetenztrainings liegt auf dem praktischen Einüben sozial kompetenter Verhaltensweisen im Rollenspiel. Dazu kommen verschiedene Techniken der Kognitiven Verhaltenstherapie zum Einsatz, wie beispielsweise Modelllernen, Shaping und kognitive Interventionen (z. B. im Rahmen von Selbstinstruktionen).

Einzeltherapie und Gruppentherapie

Interventionen zur Förderung von sozialer Kompetenz können sowohl im Rahmen einer Einzeltherapie als auch im gruppentherapeutischen Setting durchgeführt werden. Insgesamt hat sich eine Kombination beider Settings als wirkungsvollste Methode erwiesen.

Das Assertiveness-Training Programm (ATP)

Das ATP

Ein bedeutendes deutschsprachiges Interventionsprogramm zur Förderung sozialer Kompetenzen ist das *Assertiveness-Training Programm* (*ATP*, Ullrich & Ullrich de Muynck, 2001/2002/2004/2006 [bestehend aus vier Büchern und einer Testmappe]). Darin werden vier „Hauptgebiete sozialer Störungen“ definiert (vgl. Ullrich & Ullrich de Muynck, 2001, S. 15):

1. Sich Fehler erlauben und Kritik ertragen können.
2. Forderungen stellen, sich eigene Wünsche erlauben und diese durchsetzen können.
3. Kontakte herstellen, aufrechterhalten und Nähe zu anderen Menschen zulassen.
4. Ohne negative Gefühle unberechtigte Bitten abschlagen, Konfliktfähigkeit.

Das ATP besteht aus drei Teilen: Einer umfassenden Problem- und Plananalyse, dem „Grundkurs selbstsicheres Verhalten“ und einem Abschnitt zur kommunikativen Problemlösung. Ullrich und Ullrich de Muynck stellen in ihrem Training mehrere Beispielsituationen zur Verfügung, anhand derer soziale Fertigkeiten praktisch eingeübt werden können. Insgesamt werden 127 Situationen beschrieben, die in neun verschiedene Schwierigkeitsstufen eingeteilt werden können.

Verhaltensproben, Probehandeln

Der Schwerpunkt der therapeutischen Arbeit im ATP liegt auf übenden Elementen (Verhaltensproben, Rollenspiele, Probehandeln). Diese werden eng verzahnt mit weiteren Techniken, beispielsweise Verhaltens- und Bedingungsanalysen, kognitiven Techniken, Selbstkontrollstrategien und Modelllernen. Für die Wirkung der Interventionen spielen zusätzlich die kognitive Neubewertung angstbesetzter Situationen und Habituationsprozesse eine Rolle (siehe auch die neue Auseinandersetzung mit der Praxis des ATP bei Güroff, 2019). Im Buch „Selbstsicherheit und soziale Kompetenz" fasst Erika Güroff wesentliche Aspekte des ATP übersichtlich und kompakt zusammen (Güroff, 2019). Das Buch wurde vorrangig für Patienten als Zielgruppe verfasst; im dritten Teil des Buches werden jedoch auch vertiefende Hintergrundinformationen für Therapeutinnen und Therapeuten vorgestellt. Darüber hinaus liegt dem Buch eine DVD bei, auf der die Durchführung von Rollenspielen anschaulich dargestellt ist. Zusätzlich existiert von der gleichen Autorin noch ein weiteres Programm, speziell für die Anwendung im stationären Kontext (Güroff, 2018).

Das Gruppentraining sozialer Kompetenzen (GSK)

Das GSK

Das *Gruppentraining sozialer Kompetenzen* (*GSK,* Hinsch & Pfingsten, 2015) wurde in den 1980er Jahren entwickelt und hat in den darauffolgenden Jahren mehrfache Überarbeitungen und Anpassungen an verschiedene Settings und Zielgruppen erfahren (z. B. Lehrer, Jugendliche, mittleres Management, Straftäter). Hinsch und Pfingsten nehmen eine Einteilung des menschlichen Interaktionsverhaltens in drei Verhaltenstypen vor: (inkompetent-) unsicher, (kompetent-) sicher und (inkompetent-) aggressiv. Im GSK werden Interaktionssituationen verschiedenen Kategorien zugeordnet. Die Autoren bezeichnen diese als „Situationstypen". Sie stellen in ihrem Manual eine Reihe von Übungssituationen zur Verfügung, die diesen Kategorien direkt zugeordnet sind. Die Autoren definieren die folgenden Kategorien:

Unterscheidung von Situationstypen

- „Recht durchsetzen" (Typ-R Situationen).
- „Beziehungen" (Typ-B Situationen).
- „Um Sympathie werben" (Typ-S Situationen).

Das GSK findet im Gruppensetting statt. In einem theoretischen Abschnitt werden den Teilnehmern zu Beginn Situations- und Verhaltenstypen sowie Grundlagen sozial kompetenten Verhaltens vermittelt. Der Schwerpunkt des Trainings liegt – wie auch im ATP – auf der praktischen Arbeit mit Rollenspielen. Die verschiedenen Situationstypen werden der Reihe nach abgearbeitet, die Abfolge der einzelnen für einen bestimmten Situationstyp vorgeschlagenen Situationen ist jedoch flexibel und hängt von der persönlichen Schwierigkeitshierarchie der Patienten ab. Die therapeutische Arbeit im Rollenspiel wird mit verschiedenen weiteren therapeutischen Techniken verknüpft, beispielsweise der Vermittlung positiver Selbstinstruktionen und Entspannungsübungen.

Fazit

Es existieren mehrere etablierte und gut evaluierte Trainings zum Aufbau und zur Förderung sozialer Kompetenzen. Diese unterscheiden sich in ihrer Schwerpunktsetzung bezüglich des psychotherapeutischen Anwendungsbereiches oder auch des gewählten Settings (meist als Gruppentherapie). Da ein Großteil der ambulanten Psychotherapien im deutschsprachigen Raum im einzeltherapeutischen Setting stattfindet, wird in diesem Buch daher ein therapeutischer Leitfaden vorgestellt, der sich insbesondere auf das einzeltherapeutische Setting bezieht. Je nach Störungsbild und dem Ausmaß des sozialen Kompetenzdefizits eines Patienten können sehr unterschiedliche Interventionen notwendig werden. Der vorliegende Leitfaden ist daher modularisiert aufgebaut, sodass die Therapeutin selbst entscheiden kann, welche Interventionen sie bei ihrem Patienten für notwendig erachtet.

2 Diagnostik und Indikation

2.1 Diagnostik sozialer Kompetenzen

Zur Indikationsstellung sollte sich die Therapeutin zunächst einen Überblick über die allgemeine Psychopathologie des Patienten verschaffen. Daher sollten (neben einer kategorialen Basisdiagnostik und störungsspezifischen Messinstrumenten) umfangreiche Verhaltens- und Bedingungsanalysen durchgeführt werden. Im deutschsprachigen Raum existieren darüber hinaus mehrere standardisierte Verfahren, die eine valide und reliable Erfassung sozialer Kompetenzen ermöglichen. Zu diesem Zweck können sowohl Fragebögen als auch Verhaltenstests und strukturierte Interviews eingesetzt werden.

2.1.1 Erfassung sozialer Kompetenz anhand von Fragebögen

Im psychotherapeutischen Kontext bietet sich die Erfassung der sozialen Kompetenz per Fragebogen als ökonomische Methode an. Dabei ist jedoch wichtig zu beachten, dass die entsprechenden Messinstrumente häufig nicht ausschließlich soziale Kompetenz erfassen, sondern zusätzlich weitere Merkmale abbilden (z.B. soziale Unsicherheit).

Unsicherheitsfragebogen

In diesem Kontext ist zunächst der *Unsicherheitsfragebogen (U-Fragebogen)* (Ullrich & Ullrich de Muynck, 2001) zu nennen. Der U-Fragebogen ermöglicht eine differenzierte Operationalisierung des Konstruktes Selbstunsicherheit. Den Autoren zufolge ist die Selbstunsicherheit einer Person durch subjektive Einstellungen zu sich selbst, soziale Angst und Hemmung sowie soziale Fertigkeiten gekennzeichnet. Der Fragebogen besteht aus 65 Items, die auf einer 6-stufigen Likert Skala beurteilt werden können (0 = „stimmt gar nicht" bis 5 = „stimmt vollkommen"). Es lassen sich folgende sechs Skalen bilden:

1. „Fehlschlag- und Kritikangst" (Angst vor Kritik/Blamage, öffentlicher Beachtung),
2. „Kontaktangst" (Schüchternheit, Abhängigkeit),
3. „Nicht Nein sagen können" (Nachgiebigkeit, Ärger nicht offen äußern),
4. „Fordern können" (Forderungen stellen und diese durchsetzen können),
5. „Anständigkeit" (Empfindlichkeit gegenüber Beachtung von öffentlichen Normen),

6. „Schuldgefühle“ (wenn Ansprüche anderer Menschen nicht erfüllt werden können).

Der U-Fragebogen wurde im Kontext des Assertiveness-Training-Programms entwickelt und spielt dort eine wichtige Rolle bei der Indikationsstellung und Verlaufskontrolle. Ullrich und Ullrich de Muynck zufolge sollte sich die soziale Unsicherheit einer Person im Verlauf des Trainings verringern; die Werte auf der Kompetenzskala sollten sich einem sozial angemessenen Ausprägungsgrad annähern. Die bestehenden Untersuchungen bescheinigen dem Fragebogen hohe interne Konsistenzen (α=.91 bis α=.95) sowie gute Retest-Reliabilitäten (r_{it}=.71 bis r_{it}=.83). In späteren Untersuchungen ließ sich jedoch die Faktorstruktur des Fragebogens nicht mehr replizieren. Aus diesem Grund wurde eine Kurzform des U-Fragebogens entwickelt (U-24, Albani et al., 2006), die sich aus 24 Items zusammensetzt. Diese lassen sich auf vier Skalen abbilden: „Fehlschlag- und Kritikangst“, „Kontaktangst“, „Fordern können“ und „Nicht Nein sagen können“. Es ergaben sich gute psychometrische Kennwerte, im Sinne einer hohen Reliabilität (interne Konsistenz der Skalen von α=.73 bis α=.87) und einer guten faktoriellen Validität. In der umfangreichen Publikation zur

Kurzform U-24

Tabelle 3: Der Unsicherheitsfragebogen (U-Fragebogen, Ullrich & Ullrich de Muynck, 2001)

Dimension	Beispielitems
Kontaktangst	• Es fällt mir schwer, jemandem zu sagen, dass ich ihn mag. • Ich versuche fast immer, meine Gefühle zu verbergen.
Fehlschlag und Kritikangst	• Ich lasse meine Entscheidungen leicht wieder von anderen Leuten umwerfen. • Ich habe ständig Angst, dass ich etwas Falsches sagen oder tun könnte.
Nicht Nein sagen können	• Ich neige dazu, eher nachzugeben als einen Streit anzufangen. • Ich vermeide möglichst unangenehme Auseinandersetzungen, auch wenn sie notwendig wären.
Fordern können	• Ich äußere meinen Ärger sofort, wenn ein Freund mich zu Unrecht kritisiert. • Ich kann immer eine angemessene Bezahlung für meine Arbeit fordern.
Übertriebene Anständigkeit	• Ich bin zu höflich, um in einem Restaurant ein schlechtes Essen zu beanstanden. • Auch wenn ich einen Freund dringend brauche, würde ich ihn nie spät abends anrufen.
Schuldgefühle	• Einem sehr zuvorkommenden Verkäufer nehme ich immer etwas ab. • Wenn ich einem Bettler nichts gebe, habe ich Schuldgefühle.

Konstruktion des Fragebogens werden zudem Skalenmittelwerte als Vergleichswerte für verschiedene Stichproben berichtet.

Inventar sozialer Kompetenzen (ISK)

Ein Messinstrument, das aktuelle Forschungsbemühungen zum Thema soziale Kompetenz aus verschiedenen Forschungsfeldern integriert, ist das *Inventar sozialer Kompetenzen (ISK)* von Kanning (2009). Das ISK liegt in zwei Fassungen (Lang- und Kurzfassung) vor. Die Langform umfasst insgesamt 108 Items. Es lassen sich 17 Faktoren erster Ordnung (Primärfaktoren) sowie vier Faktoren zweiter Ordnung (Sekundärfaktoren) berechnen: Soziale Orientierung, Offensivität, Selbststeuerung und Reflexibilität (vgl. Tabelle 4). Diese stellen vier grundlegende Dimensionen allgemeiner sozialer Kompetenzen dar. Die Kurzform des ISK (ISK-K) erfasst mit insgesamt 33 Items diese vier Sekundärfaktoren. Die Items werden in Form von Aussagen vorgegeben, die sich auf Verhaltensweisen oder Gewohnheiten beziehen (vierstufige Likert-Skala von 1=„trifft gar nicht zu“ bis 4=„trifft sehr zu“).

Tabelle 4: Das Inventar sozialer Kompetenzen (ISK, Kanning, 2009)

Dimension	Beispielitems
Soziale Orientierung	• Auch wenn meine Zeit äußert knapp bemessen ist, habe ich immer ein offenes Ohr für andere. • In den meisten Situationen versuche ich, die Welt auch mit den Augen meines Gesprächspartners zu sehen.
Offensivität	• Ich liebe es, mit anderen Menschen kontrovers zu diskutieren. • Für gewöhnlich bestimme ich, wo es lang gehen soll.
Selbststeuerung	• Meist bin ich auf die Hilfe anderer Menschen angewiesen, um eigene Interessen verwirklichen zu können. • Oft platzen Ärger oder Freude einfach so aus mir heraus, ohne dass ich viel dagegen tun könnte.
Reflexibilität	• Ich bemühe mich fast jederzeit, anderen ein positives Bild von mir zu vermitteln. • Fast immer, wenn ich mit anderen Menschen zusammenkomme, versuche ich herauszubekommen, ob mein Verhalten beim Gegenüber so ankommt, wie ich es gemeint habe.

Fragebogen zu sozialer Angst und sozialen Kompetenzdefiziten

Zur Differenzierung zwischen sozialen Ängsten und sozialen Kompetenzdefiziten kann der *Fragebogen zu sozialer Angst und sozialen Kompetenzdefiziten (SASKO)* (Kolbeck & Maß, 2009) verwendet werden. Mit diesem Instrument ist eine reliable, objektive und valide Erfassung sozialer Ängste und sozialer Defizite möglich, die beispielsweise bei Patienten mit sozialer Phobie von Bedeutung sind. Strukturell beinhaltet der Fragebogen zwei Angstskalen

(„Sprech- und Mittelpunktsangst", „Angst vor Ablehnung") und zwei Defizitskalen („Interaktionsdefizite", „Informationsverarbeitungsdefizite"), die mit insgesamt 40 Items erfasst werden. Darüber hinaus gibt es eine vier Items umfassende „Einsamkeitsskala", durch die Rückschlüsse auf den Leidensdruck des Patienten gezogen werden können.

Die Auswertung erfolgt mittels eines *Kompetenz-Defizit-Profils,* aus dem individuelle Symptomausprägungen des Patienten abgeleitet werden können und das direkt für die weitere Therapieplanung genutzt werden kann. Durch die getrennte Erfassung der beiden Konstrukte „soziale Angst" und „soziale Kompetenzdefizite" kann der SASKO auch zur Indikationsstellung eines sozialen Kompetenztrainings herangezogen werden. Darüber hinaus können durch die Bezugnahme auf die „letzten sechs Monate" Aussagen über eine mögliche Chronifizierung sozialer Ängste und Defizite getroffen werden. Der Fragebogen weist gute psychometrische Eigenschaften auf (z.B. bzgl. Sensitivität und Spezifität der Gesamtskala) und ist mit einer Bearbeitungszeit von ca. fünf bis zehn Minuten und einer Auswertungszeit von ca. fünf Minuten recht ökonomisch. Er eignet sich daher sehr gut für den Einsatz in der klinischen Praxis, sowohl für die Eingangs- als auch für die Abschlussdiagnostik. Eine Computerversion sowie ein Auswertungsmanual sind verfügbar.

2.1.2 Erfassung sozialer Kompetenz anhand von Verhaltenstests

Ratingskala sozialer Kompetenzen

Eine standardisierte Methode für die Erfassung sozialer Kompetenzen anhand von Verhaltenstests bietet die *Ratingskala für soziale Kompetenzen (RSK)* (Fydrich & Bürgener, 1999). Hierzu wird zunächst ein diagnostisches Rollenspiel durchgeführt: Der Proband wird gebeten mit einer ihm unbekannten Person des anderen Geschlechts ein Gespräch zu beginnen und für eine Dauer von drei Minuten aufrechtzuhalten. Das Verhalten des Probanden wird auf einer fünfstufigen Likert-Skala („sehr schlecht" bis „sehr gut") hinsichtlich folgender fünf verschiedener Dimensionen beurteilt, jedoch am Ende ein Gesamtwert berechnet und vorrangig genutzt:

1. Blickkontakt,
2. Stimme und Sprache (z.B. Lautstärke, Modulation),
3. Sprechdauer (z.B. Redepausen, Wechsel Sprechen und Zuhören),
4. Körperliche Unruhe und Nervosität,
5. Konversationsfluss.

In Abbildung 3 sind die Verhaltensanker dargestellt, die in der RSK in Bezug auf die Dimension „Sprechdauer" vorgesehen werden.

Rating: Sprechdauer	
	Die Person ...
(1) sehr gut	spricht und antwortet die meiste Zeit in mehreren Sätzen; dabei gibt es keine unangenehmen oder unangemessenen Schweigezeiten: *und* sie lässt dem Partner immer ausreichend Zeit für eigene Ausführungen (Konversation ist zu keiner Zeit einseitig; kein Interviewstil).
(2) gut	spricht in den meisten Fällen ein oder zwei Sätze ohne größere Schweigezeiten; *oder* es gibt Momente in denen die Äußerungen eher kurz *oder* ausschweifend sind und lässt dem Partner dabei meist ausreichend Zeit für eigene Ausführungen (Konversation ist nicht einseitig, Tendenz zum Interviewstil).
(3) mittelmäßig	spricht meistens nur einen Satz pro Sprechphase oder es gibt gelegentlich längeres Schweigen zwischen den Sätzen *oder* die Person neigt manchmal dazu, ausschweifend zu reden, wodurch die Konversation phasenweise einseitig wird oder sie stellt häufig Fragen (Interviewstil).
(4) schlecht	gibt fast nur kurze Äußerungen von sich, oft in unvollständigen Sätzen *oder* schweigt häufig lange *oder* spricht häufig in sehr langen Phasen, die die Konversation einseitig machen *oder* stellt fast nur Fragen (Interviewstil).
(5) sehr schlecht	gibt fast ausschließlich Aussagen wie „hm", „ja", „nein" o.Ä. von sich (die Sprache ist monosyllabisch) *oder* sie schweigt fast ausschließlich oder die Antworten sind so lang, dass der Partner gar nicht zu Wort kommt oder die Person stellt ausschließlich Fragen (Intervallstil).

Abbildung 3: Ratingskala sozialer Kompetenzen (RSK), Dimension: „Sprechdauer" (Fydrich & Bürgener, 1999)

2.1.3 Erfassung sozialer Kompetenz anhand strukturierter Interviews

Operationalisierte Fertigkeitsdiagnostik

Eine aufwendigere, aber sehr differenzierte Methode ist die Erfassung sozialer Kompetenz anhand strukturierter Interviews. Das *Interview zur operationalisierten Fertigkeitsdiagnostik (OFD)* (Stenzel et al., 2010) ermöglicht neben der Erfassung mehrerer anderer Fertigkeiten (z.B. Problemlösen, Emotionsregulation) auch die Einschätzung der sozialen Kompetenz einer Person. Der Bereich „Soziale Kompetenz" setzt sich aus vier verschiedenen Skalen zusammen: „Initiierung von Interaktionen und Beziehungen", „Behauptung persönlicher Rechte", „Preisgabe persönlicher Informationen", „Emotionale Unterstützung anderer" und „Effektive Handhabung interpersoneller Konflikte". Diese werden in vier verschiedenen Lebensbereichen erfasst (Hauptbezugspersonen, weiteres soziales Umfeld, Ausbildung/Beruf, selbstständige Lebensführung).

Im Rahmen der Durchführung schildert der Interviewer dem Patienten verschiedene prototypische Situationen, in denen sozial kompetentes Verhalten erforderlich ist (vgl. Kasten):

Prototypische Situation – Skala „Effektive Handhabung interpersoneller Konflikte" (Hauptbezugspersonen)

„Stellen Sie sich bitte vor, Sie haben mit Ihrem Partner schon vor längerer Zeit eine gemeinsame Unternehmung geplant und freuen sich schon darauf, Zeit mit ihm alleine zu verbringen. Kurze Zeit vorher erzählt er Ihnen, dass er ein befreundetes Pärchen eingeladen hat, mitzukommen. Wie verhalten Sie sich, um den Konflikt zu lösen?"

Der Patient hat die Aufgabe zu beschreiben, wie er sich in der jeweiligen Situation verhalten würde. Die Schilderungen der Betroffenen werden vom Interviewer anhand vordefinierter Verhaltensanker beurteilt. Diese sind auf einer fünf-stufigen Likert-Skala angeordnet (1 = geringe, 5 = hohe Fertigkeitsausprägung). Die durch das Interview erfassten Informationen können in ein Fertigkeitsprofil integriert und für die Planung psychotherapeutischer Interventionen verwendet werden. Die guten psychometrischen Kennwerte des Interviews (Reliabilität, Validität, Änderungssensitivität) wurden durch mehrere Studien belegt (Stenzel et al., 2010; Stenzel & Rief, 2011). Ein Beispiel für ein Fertigkeitsprofil, das mit dem Interview zur operationalisierten Fertigkeitsdiagnostik (OFD) erstellt wurde, ist in Abbildung 4 dargestellt.

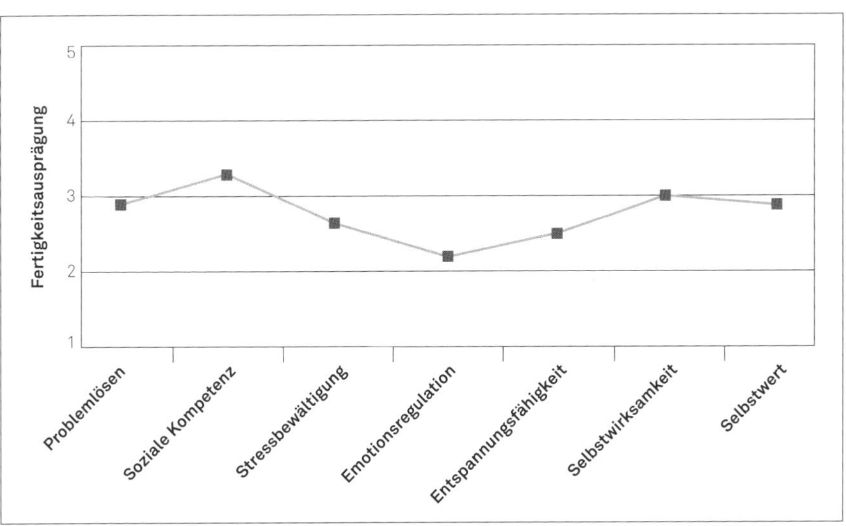

Abbildung 4: Prototypisches Beispiel für ein Fertigkeitsprofil mit dem OFD

2.2 Indikationsbereiche sozialer Kompetenztrainings

Breite Indikation

Eine Indikation für ein soziales Kompetenztraining besteht unter folgenden Voraussetzungen:

- Wenn Defizite sozialer Kompetenz bei der *Entstehung oder Aufrechterhaltung einer bestehenden psychischen Störung* eine Rolle spielen bzw. gespielt haben.
- Bei Risikogruppen, wenn Defizite sozialer Kompetenz *die allgemeine Vulnerabilität für die Entwicklung einer psychischen Störung erhöhen.* Beispielsweise sind Menschen mit einer chronischen körperlichen Erkrankung durch die körperlichen Funktionseinschränkungen häufig erhöhten Kommunikationsanforderungen ausgesetzt. Defizite sozialer Kompetenz können sich daher besonders negativ auf das Gesundheits- und Krankheitsverhalten einer Person auswirken. Soziale Kompetenztrainings werden hier meist im Rahmen eines multimodalen Rehabilitationsprogrammes oder eines Präventionsprogrammes durchgeführt.

Jenseits des klinischen Settings werden Trainings sozialer Kompetenzen auch in weiteren Anwendungsfeldern, z. B. in arbeits- und organisationspsychologischen (vgl. Kanning, 2015) oder pädagogischen Settings (z. B. Lehrertraining) eingesetzt. Soziale Kompetenztrainings sind in diesen Bereichen indiziert, wenn soziale Kompetenzdefizite eine Person bei der Umsetzung beruflicher Aufgaben behindern bzw. das besondere Arbeitsumfeld spezifische Trainings notwendig macht.

2.3 Kontraindikationen und Nebenwirkungen

Die Durchführung eines sozialen Kompetenztrainings ist vor allem dann kontraindiziert, wenn ein Patient unter akuten Beeinträchtigungen (z. B. akute Suizidalität) leidet, die zunächst andere Interventionen erforderlich machen. Kontraindikationen bestehen auch, wenn der Betroffene den entsprechenden Instruktionen nicht oder nur schwer folgen kann, beispielsweise, weil akute Wahrnehmungs- und Denkstörungen vorliegen. Falls das soziale Kompetenztraining im Gruppensetting durchgeführt werden soll, sollte der Patient zudem grundsätzlich in der Lage sein, an einer Gruppe teilzunehmen. Nebenwirkungen sind insofern denkbar, als dass der betroffene Patient durch das soziale Kompetenztraining unter Umständen seinen Kommunikations- und Interaktionsstil deutlich verändert: Beispielsweise könnte sich ein Patient, der sich bisher gegenüber seinen Interaktionspartnern sehr zurückhaltend und eher angepasst verhalten hat, nun deutlich entschiedener äußern und seine Meinung selbstbewusst vertreten. Das kann Veränderungen im sozialen Gefüge des Patienten zur Folge haben: Möglicherweise muss sich sein soziales Umfeld zunächst darauf einstellen und es kommt zunächst zu noch mehr Konflikten – nicht weniger. Es ist wichtig, dass die behandelnde Psychotherapeutin diese Aspekte mitberücksichtigt und ihren Patienten, beispielsweise vor der Durchführung von In-vivo-Übungen und Hausaufgaben, explizit darauf vorbereitet (vgl. Kapitel 4.3.1).

2.4 Kombination von Interventionen zur Förderung sozialer Kompetenz mit anderen therapeutischen Strategien

Interventionen zum Aufbau sozialer Kompetenzen werden meistens mit störungsspezifischen Interventionen kombiniert. Sie kommen also als *einer von mehreren Bausteinen* eines umfassenden Behandlungsplans zum Einsatz. In den meisten Fällen ist es therapeutisch sinnvoll, sich *zunächst* mit der *Grundsymptomatik des Patienten* zu befassen, also störungsspezifische Interventionen durchzuführen. Interventionen zur Förderung sozialer Kompetenz kommen deshalb häufig erst im mittleren bis späteren Therapieverlauf zur Anwendung. Beispielsweise würde man bei Patienten mit ausgeprägten depressiven Erkrankungen mit Interventionen zur Aktivierung und Stimmungsstabilisierung beginnen, bevor Interventionen zur Förderung sozialer Kompetenz überhaupt möglich und indiziert wären. In Ausnahmefällen kann ein Defizit sozialer Kompetenzen so stark im Kern der Symptomatik eines Betroffenen stehen, dass es therapeutisch sinnvoll ist, mit den entsprechenden Interventionen bereits früher im Therapieverlauf zu beginnen (beispielweise bei sozialphobischen Patienten mit primärem sozialen Defizit). Die Therapeutin sollte zu Beginn der Behandlung umfangreiche Verhaltens- und Bedingungsanalysen durchführen und auf dieser Basis eine Indikationsstellung vornehmen.

Interventionen erst im mittleren bis späten Therapieverlauf

Merke

Interventionen zur Förderung sozialer Kompetenz werden häufig erst im mittleren bis späten Therapieverlauf eingesetzt. Die Indikationsstellung sollte jedoch immer eine Individualentscheidung sein und auf Basis von Funktions- und Bedingungsanalysen erfolgen.

3 Behandlungsleitfaden zum Aufbau sozialer Kompetenzen

Die hier dargestellten Interventionen beziehen sich vorrangig auf das *einzeltherapeutische Setting*. Es soll das Vorgehen in einer „typischen ambulanten Therapiesituation" beschrieben werden. Darüber hinaus wird aber auch immer wieder auf die Umsetzung der Interventionen im gruppentherapeutischen Setting eingegangen. Der Leitfaden gliedert sich in einen *Basis-* und einen *Aufbauteil* und setzt sich aus *mehreren Modulen* zusammen. Darin wird der Aufbau sozialer Kompetenzen schrittweise beschrieben. Die einzelnen Module enthalten standardisierte Elemente, die jedoch *individuell variiert* und an die Symptomatik und Bedürfnisse des Patienten angepasst werden können. Die Therapeutin kann also jeweils die Module/Einzelinterventionen auswählen, die für ihre Patienten hilfreich und notwendig sind.

Modularer Aufbau

Im *Basisteil* werden grundlegende Übungen und Interventionen zur Verbesserung sozialer Kompetenzen vorgestellt. Er gliedert sich in folgende Module:

Basisteil

- Psychoedukation und Vermittlung eines Erklärungsmodells (Modul 1).
- Kontakte initiieren, Kommunikation aufrechterhalten (Modul 2).
- Basale Fertigkeiten zum Äußern von Ansprüchen und Forderungen (Modul 3).
  - Berechtigte Forderungen durchsetzen.
  - Um Sympathie werben und eine Bitte äußern.

Die im Basisteil vermittelten Fertigkeiten bilden die Grundlage für spätere Interventionen. Die entsprechenden Interventionen fokussieren primär auf das Üben der eigenen Handlungsfähigkeit und den Angstabbau im Umgang mit wenig bekannten Personen. Die dargestellten Situationen sind insgesamt weniger komplex, da weniger Bedingungen des individuellen Umfelds des Patienten berücksichtigt werden müssen. Zudem sind Hausaufgaben leichter umzusetzen, da sie nicht im direkten sozialen Umfeld der Betroffenen erfolgen müssen.

Aufbauteil

Im *Aufbauteil* werden dagegen Themenbereiche vorgestellt, für deren Bewältigung differenziertere soziale Kompetenzen erforderlich sind (Modul 4: „Langfristige positive Beziehungsgestaltung"). In diesem Abschnitt geht es um Situationen, in denen die langfristige Aufrechterhaltung einer guten Beziehung zum Gegenüber wichtig ist. Die entsprechenden Interventionen fokussieren auf verschiedene Settings mit jeweils sehr unterschiedlichen Interaktionspartnern: Berufliches Miteinander, nachbarschaftliche Begegnungen, aber auch den Umgang mit Freunden, in der Familie und der Partnerschaft.

Die Bedingungen des sozialen Umfeldes und die (Rollen-)Funktion der Interaktionspartner können also ganz verschieden sein und müssen vom Handelnden jeweils berücksichtigt werden.

Zur Vermittlung sozialer Kompetenzen wird auf psychotherapeutische Standardmethoden wie Verhaltensübungen und Rollenspiele, kognitive Techniken, sowie basale Methoden zur Verhaltensausformung (Shaping, Chaining, Prompting, Fading) zurückgegriffen. Neben Interventionen zur Verbesserung sozialer Fertigkeiten werden auch Interventionen zur Verbesserung des Selbstmanagements bzw. zur Verbesserung der Emotionsregulation vorgestellt, da diese häufig eine Basis für sozial kompetentes Handeln darstellen (vgl. Stenzel et al., 2015). Zur Umsetzung der therapeutischen Interventionen werden im Anhang einige *Arbeitsmaterialien* bereitgestellt. Umfassendes Arbeitsmaterial und weitere Beispielsituationen, die das hier vorgestellte Vorgehen ergänzen, finden sich bei Stenzel und de Veer (in Vorb.). Der Behandlungsleitfaden wird im weiteren Verlauf als *Berliner Soziales Kompetenztraining (B-SKT)* bezeichnet (vgl. Tabelle 5).

Verhaltensformung

Berliner Soziales Kompetenztraining

Häufig werden im Kontext sozialer Kompetenztrainings auch Entspannungstrainings mit den Patienten durchgeführt, um ihnen auf emotionaler Ebene zusätzliche Bewältigungsstrategien zu vermitteln.

3.1 Psychoedukation und Vermittlung eines Erklärungsmodells (Modul 1)

In den ersten Sitzungen sollte eine Einführung in das Thema soziale Kompetenz erfolgen und neben der Psychoedukation ein Schwerpunkt auf den Beziehungsaufbau mit den häufig sozial unsicheren Patienten gelegt werden. Im weiteren Verlauf sollte auf der Basis von Verhaltens- und Bedingungsanalysen ein individuelles Erklärungsmodell erarbeitet werden, aus dem – für den Patienten nachvollziehbar – therapeutische Interventionen abgeleitet werden können.

Im Folgenden werden sowohl therapeutische Strategien zur Psychoedukation als auch erste Übungen zur Verbesserung der sozialen Wahrnehmung der Patienten beschrieben. Zudem werden einige Informations- und Arbeitsblätter vorgestellt, anhand derer das Vorgehen dem Patienten erläutert werden kann.

3.1.1 Einführung in das Thema soziale Kompetenz

Bei einem sozialen Kompetenztraining handelt es sich um ein stark übungsbezogenes Verfahren. Viele Patienten haben jedoch Vorbehalte bezüglich der

Tabelle 5: Interventionen des B-SKT im Überblick

Module	Interventionen	Komplexität
Modul 1: Psychoedukation und Vermittlung eines Störungsmodells	1. Einführung in das Thema soziale Kompetenz	I
	2. Erklärungsmodell, Verhaltens- und Bedingungsanalysen	I
	3. Psychoedukation „Situationstypen“	I
	4. Psychoedukation zu verschiedenen „Verhaltenstypen“ (verbales, nonverbales und paraverbales Verhalten)	I
Modul 2: Kommunikation initiieren, aufrechterhalten und vertiefen	1. Vermittlung von Gesprächsführungstechniken	I
	2. Angemessene Gesprächsinhalte finden: Smalltalk und Selbstöffnung	I
	3. Signale für eine vorliegende Gesprächsbereitschaft finden und aussenden	I
	4. Gespräche unterbrechen bzw. beenden	I
	5. Kombinierte Anwendung komplexer Fähigkeiten im Rollenspiel und in vivo	II
Modul 3: Basale Fertigkeiten zum Durchsetzen von Ansprüchen und Forderungen	1. Durchsetzen von berechtigten Ansprüchen gegenüber fremden Personen	II
	2. Um etwas bitten und um Sympathie werben gegenüber fremden Personen	II
Modul 4: Langfristige positive Beziehungsgestaltung und Konfliktmanagement	1. Einführung in das Thema und Psychoedukation	I
	2. Soziale Kompetenz und Emotionsregulation	I
	3. Eigene Gefühle wahrnehmen und benennen	I
	4. Nonverbaler Ausdruck von Gefühlen	I
	5. Direkter verbaler Ausdruck von Gefühlen	I
	6. Bedürfnisse äußern und sich abgrenzen	II
	7. Konstruktive Kritik äußern und Konfliktlösung	III
	8. Bestehende Kontakte vertiefen: Positive Gefühlsäußerungen	III
	9. Anderen Menschen emotionale Unterstützung anbieten	III

Anmerkungen: I = Vermittlung von Basisfertigkeiten/-informationen; II = Vermittlung von komplexen Fertigkeiten; III = Vermittlung von sehr komplexen Fertigkeiten aktiven Teilnahme an Rollenspielen. Das kann verschiedene Ursachen haben. Bei einigen Patienten spielen Ängste eine große Rolle: Sie möchten sich nicht (vor der Gruppe oder auch vor der Therapeutin) exponieren. Darüber hinaus äußern einige Betroffene Vorbehalte gegen die Intervention „Rollenspiel“ an sich und können sich nicht vorstellen, dass allein das Durchspielen von Situationen so echt und lebensnah wirken kann, dass es Ihnen bei Ihren Problemen weiterhilft („Theater spielen war noch nie meine Stärke“, „Das ist doch albern“ etc., vgl. Kapitel 4.4.1). Es ist daher wichtig, dass die Therapeutin schon zu Beginn der Behandlung einen Fokus auf die Stärkung der Compliance der Patienten legt. Dazu ist eine umfassende Psychoedukation von entscheidender Bedeutung.

Einführung „soziale Kompetenz“

Die Therapeutin kann das Thema „soziale Kompetenz“ beispielsweise folgendermaßen einleiten:

> Wir alle bewegen uns Zeit unseres Lebens in einem Netz sozialer Beziehungen, die uns in unserem Alltag beeinflussen. Das kann der Partner sein, der ein wichtiges Anliegen hat, der Kollege, mit dem man eine dringende Besprechung hat oder auch der Mensch an der Kasse, der unsere Einkäufe entgegennimmt. (...) Um eigene Ziele und Bedürfnisse zu verwirklichen, sind wir deswegen auf den Kontakt und Austausch mit anderen Menschen angewiesen. (...) Der Umgang mit anderen Personen ist jedoch nicht immer leicht und die meisten Menschen haben es schon einmal erlebt, dass eine soziale Situation nicht so abgelaufen ist, wie sie sich das eigentlich gewünscht hätten. Sie berichten zum Beispiel von Problemen, eigene Bedürfnisse durchzusetzen und berechtigte Forderungen zu stellen, sich von anderen abzugrenzen („Nein zu sagen“) oder jemanden zu kritisieren. Manche Menschen haben auch Probleme damit, mit anderen Personen überhaupt in Kontakt zu kommen oder einen bestehenden Kontakt zu vertiefen.

Konkrete individuelle Situationen verwenden

Die Therapeutin sollte dann den Bezug zu der individuellen Problemsituation des Patienten herstellen. Hierzu bieten sich verschiedene Möglichkeiten: Sie kann sich beispielweise von ihrem Patienten eine oder mehrere Situationen aus der letzten Woche schildern lassen, die nicht zur Zufriedenheit des Patienten verlaufen sind und diese weiter explorieren. Eine weitere gute Möglichkeit zur vertiefenden Exploration speziell bei sozial unsicheren Personen bieten Situationsfragebögen. Darin werden den Patienten einige soziale Situationen in Grundzügen vorgegeben. Sie werden gebeten, zu beschreiben, ob Ihnen diese im Alltag schwerfallen und zu reflektieren, was sie in diesem Kontext gerne verändern würden. Die Information aus der standardisierten Diagnostik (z.B. Kurzform U-Fragebogen [U-24]) und der Exploration kann im Folgenden als Basis für eine Einführung des Begriffes soziale Kompetenz dienen. Gemeinsam mit den Patienten wird dann eine allgemeingültige Definition sozialer Kompetenz erarbeitet. Bewährt hat sich im klinischen Alltag die folgende Definition:

In der Psychologie bezeichnet man eine Person als sozial kompetent, wenn sie in der Lage ist, soziale Interaktionen langfristig erfolgreich und für sich selbst befriedigend zu gestalten. Dabei spielen natürlich viele Aspekte ineinander: Zum einen ist es wichtig, dass man grundsätzlich weiß, wie man sich in den jeweiligen Situationen am besten verhalten sollte, um an sein Ziel zu gelangen. Auf der anderen Seite spielt es natürlich auch eine Rolle, ob man sich traut, seine Bedürfnisse zu äußern oder ob man es schafft, sich zu zügeln, wenn man das Gefühl hat, vor Ärger überzukochen.

In Anlehnung an Hinsch und Pfingsten definieren wir soziale Kompetenz deshalb als „Verfügbarkeit von kognitiven, emotionalen und motorischen Verhaltensweisen, die in bestimmten sozialen Situationen (...) zu einem langfristig günstigen Verhältnis von positiven und negativen Konsequenzen führen" (Hinsch & Pfingsten, 2015, S. 18).

3.1.2 Erklärungsmodell, Verhaltens- und Bedingungsanalyse

Im weiteren Verlauf sollte gemeinsam mit dem Patienten ein individuelles Modell bezüglich der Entstehung und Aufrechterhaltung sozialer Kompetenzprobleme erarbeitet werden. Neben den Informationen aus Anamnese und Fragebogendiagnostik sind Verhaltensanalysen problematischer Situationen aus dem Alltag des Patienten eine wichtige Voraussetzung für das Erklärungsmodell. Sie bieten sich an, um einem Patienten zu verdeutlichen, dass sozial inkompetentes Verhalten durch eine Interaktion dysfunktionaler Gedanken, Gefühle und Verhaltensweisen zustandekommt und aufrechterhalten wird. Daraus können dann Ansatzpunkte für weitere Interventionen erarbeitet werden. Im Folgenden findet sich ein Beispiel für eine Verhaltensanalyse aus dem Alltag von Herrn T., den wir schon in Kapitel 1.2.2 vorgestellt haben.

Beispiel für eine Verhaltensanalyse

Fallbeispiel: Herr T. – Auszug aus der Verhaltensanalyse (Mikroanalyse)

Situation: Herr T. sitzt im wöchentlichen Meeting seiner Firma. Seine Vorgesetzte eröffnet das Meeting und sagt: „Zu Beginn müssen wir wieder festlegen, wer diese Woche für das Protokoll verantwortlich ist." Es folgt ein kurzes Schweigen. Die Vorgesetzte guckt erwartungsvoll in die Runde. Als sich niemand meldet, sagt sie: „Herr T., Sie haben unsere Meetings die letzten Wochen immer so gut zusammengefasst, ich kann mich da auch diese Woche wieder drauf verlassen, oder? Ich brauche das Protokoll dann wieder bis morgen Mittag.“

Gedanke: „Oh nein, ich weiß vor lauter Aufgaben sowieso gerade nicht, wo mir der Kopf steht.“, „Ich kann ihr nicht widersprechen, und dann auch noch vor allen anderen.“, „War ja klar, dass das wieder mir passiert!“, „Ich werde wieder bis nach 20 Uhr hier sein.“

Gefühle: angespannt, hilflos, deprimiert.

Verhalten: Herr T. seufzt kurz. Dann nickt er und sagt: „Ähm ... Ja klar, selbstverständlich, gerne.“

Konsequenzen

Kurzfristig: Vermeidet es, „unbequem“ zu sein ($\not{C}^{-}$); umgeht es, seiner Vorgesetzten zu widersprechen ($\not{C}^{-}$); Ärger über eigene Unfähigkeit, sich zu äußern (C^{-}); Ärger über die Vorgesetzte (C^{-}); eigenes Bedürfnis wird nicht durchgesetzt ($\not{C}^{+}$).

Langfristig: Bestätigung des negativen Selbstbildes (schwach, nicht durchsetzungsfähig) (C^{-}); Vorgesetzte gibt ihm weiterhin sehr viele Aufgaben (C^{-}); Zeitnot durch Übernahme der Aufgabe (C^{-}); u.U. weitere Verstärkung der depressiven Symptomatik (C^{-}).

Vereinfachtes individuelles Erklärungsmodell erarbeiten

In Kapitel 1.2.2 haben wir das bedingungsanalytische Modell sozial kompetenten Verhaltens dargestellt. Ein *solches differenziertes Modell* ist für das Hintergrundwissen von Therapeutinnen und Therapeuten wichtig, aber für die Arbeit in der Therapie häufig zu komplex. In der Behandlung sollte die Therapeutin gemeinsam mit dem Patienten eine *individualisierte, vereinfachte Version* erarbeiten (vgl. Abbildung 5). Hierzu kann sie bei Bedarf auf das „Arbeitsblatt: Modell sozial kompetenten Verhaltens“ (vgl. Anhang, S. 150) zurückgreifen.

Eine ganze Reihe von Fallbeispielen zur Verdeutlichung bedingungsanalytisch relevanter Variablen finden sich bei Ullrich und Ullrich de Muynck (2006, vgl. hier ATP 1: Einübung von Selbstvertrauen – Bedingungen und Formen sozialer Schwierigkeiten). Diese Fallbeispiele wurden direkt für die Zielgruppe der Patienten verfasst und sind gut verständlich. Darüber hinaus stellen Hinsch und Pfingsten (2015) für die Verdeutlichung des Erklärungsmodells und der Zusammenhänge zwischen Gedanken, Gefühlen und Verhalten drei Videofilme ohne Ton zur Verfügung. Diese eignen sich beispielsweise gut, um das Thema in einer Gruppentherapie einzuführen und zu diskutieren (vgl. Hinsch & Pfingsten, 2015).

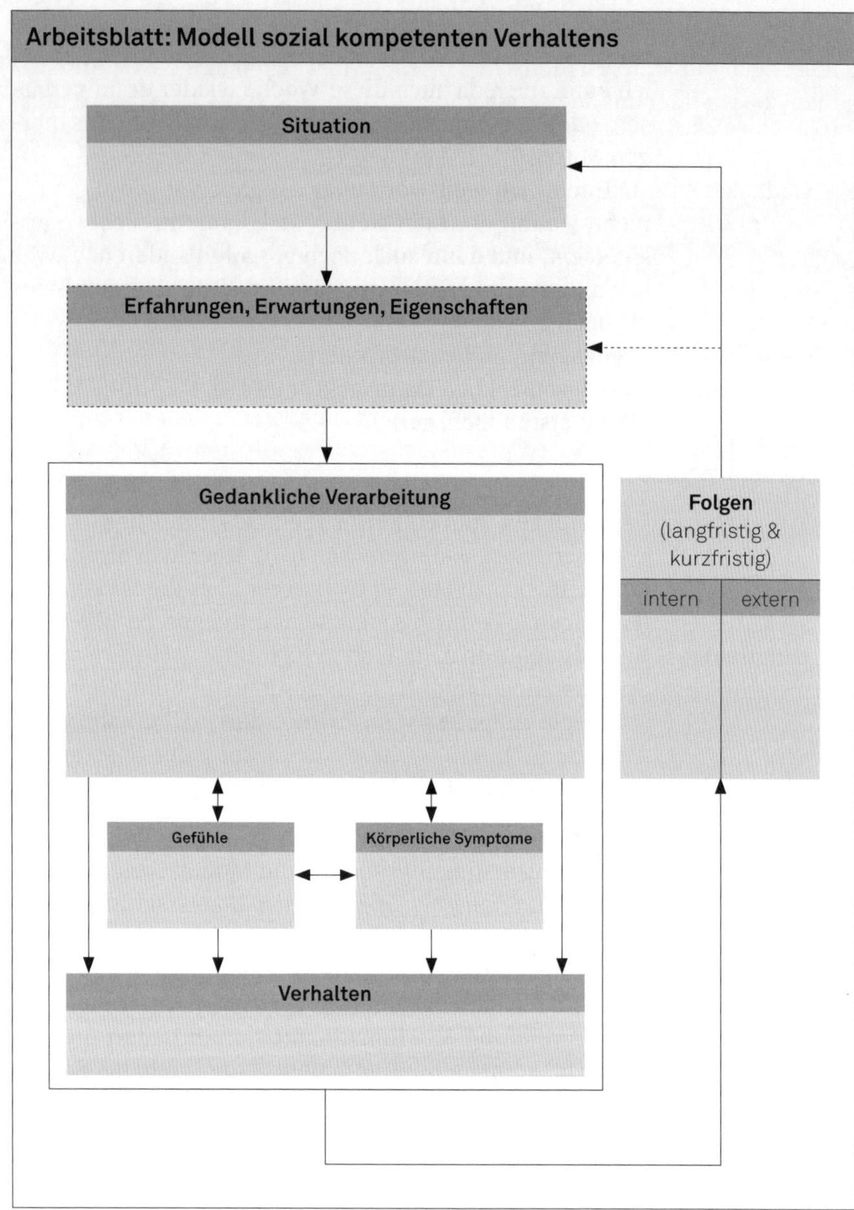

Abbildung 5: Vereinfachtes bedingungsanalytisches Modell sozial kompetenten Verhaltens

Informationen zum Ziel des Kompetenztrainings

Im nächsten Schritt werden auf Basis des individuellen Erklärungsmodells dem Patienten erste Informationen zum Ziel eines sozialen Kompetenztrainings gegeben:

Im Laufe unseres Lebens machen wir sowohl gute als auch schlechte Erfahrungen mit anderen Menschen. Diese Erfahrungen prägen die Annahmen, die wir über uns Selbst und andere haben und damit auch die Art und Weise, wie wir mit anderen Menschen umgehen. Es ist als würden wir eine bestimmte Brille aufsetzen, durch dessen getönte Gläser wir die Welt um uns herum betrachten. (...).

Auf der Basis unserer Prägungen entwickeln wir bestimmte Verhaltensstrategien, die uns helfen, in der Welt um uns herum zurechtzukommen. Diese Strategien sind zunächst adaptiv, also hilfreich. Deswegen bildet man sie zu einer Gewohnheit aus. Zum Beispiel könnte eine Person, die früh die Erfahrung gemacht hat, dass sie für das Äußern eigener Bedürfnisse bestraft wird, die Strategie entwickeln, sich im Umgang mit anderen eher zurückzuhalten und sich an andere anzupassen *[oder ein anderes, für den Patienten passendes Beispiel]*. (...).

Auch im späteren Leben fahren wir fort, die Welt durch unsere individuelle Brille zu betrachten und greifen auf unsere Verhaltensgewohnheiten zurück. Möglicherweise bedient man sich dadurch aber manchmal Strategien, die für die aktuelle Situation gar nicht mehr passend bzw. hilfreich sind. (...). Das folgende Training hat zum Ziel, die Brille einmal abzusetzen und soziale Situationen unvoreingenommen zu betrachten. Gleichzeitig geht es darum, alte „nicht mehr passende" Verhaltensgewohnheiten zu verändern und neue Strategien im Umgang mit anderen zu üben und zu erlernen.

Den übenden Charakter betonen

Im weiteren Verlauf vertieft die Therapeutin das Rational des sozialen Kompetenztrainings. Dabei ist es wichtig, dass sie früh auf den übenden Charakter der folgenden Sitzungen und die Notwendigkeit von Rollenspielen Bezug nimmt:

In den folgenden Sitzungen werden sich theoretische und praktische Inhalte miteinander abwechseln. Das heißt, dass wir nicht nur rein theoretisch darüber sprechen werden, wie man sich in sozialen Situationen vielleicht anders verhalten könnte, sondern dass wir solche Situationen auch konkret durchspielen werden. Dies geschieht zunächst in Form von Rollenspielen im Therapieraum, später werden Sie einige Übungen auch alleine durchführen. Ich würde Ihnen die Notwendigkeit der praktischen Übungen gerne anhand eines Beispiels erläutern: Stellen Sie sich vor, Sie möchten ein neues Hobby erlernen, beispielsweise Klavierspielen *[Anm.: An dieser Stelle kann die Therapeutin natürlich irgendein fiktives Beispiel wählen, das für den Patienten passend ist]*. Sie gehen daraufhin in eine Buchhandlung und kaufen sich alle Literatur zum Thema „Klavierspielen", die Sie finden können. Sie lesen diese aufmerksam durch, vielleicht erzählen Sie sogar einer guten Freundin davon, die schon Klavier spielen kann und holen von ihr weitere Ratschläge ein. Trotzdem werden alle Ihre Bemühungen nicht ausreichen, um tatsächlich in der darauffolgenden Woche ein Konzert geben zu können. Dafür ist es notwendig, das theoretisch Gelesene in kleinen Schritten und über einen längeren Zeitraum hinweg praktisch einzuüben. Sie benötigen also beides: das theoretische Wissen *und* die praktische Übung.

Das gleiche Prinzip gilt letztendlich für jedes Verhalten, also auch die Dinge, die im Umgang mit anderen Menschen wichtig sind. Tatsächliche Veränderungen erreicht man nur dadurch, dass man etwas Neues ausprobiert – dafür wird es auch wichtig sein, sich eigenen Ängsten zu stellen und sich zu trauen, auch einmal Fehler zu machen.

Realistische Erwartungen

Es ist wichtig, beim Patienten realistische Erwartungen zu wecken: Manche Patienten haben „mechanistische Erwartungen" an die Behandlung („Das Medikament wirkt aber doch auch nach zwei Wochen.") und reagieren deswegen ungeduldig oder enttäuscht bei Misserfolgen. Entsprechenden Erwartungen kann man beispielsweise folgendermaßen begegnen:

Bitte denken Sie daran, dass eine tatsächliche Veränderung häufig nicht von einem auf den anderen Tag eintritt. Sowohl unsere Fertigkeiten als auch unsere Probleme sind schließlich über Jahrzehnte hinweg entstanden. Da wäre es unfair von sich selbst zu erwarten, dass sich das alles von heute auf morgen verändern kann.

Weitere Ideen dazu, wie sich beim Patienten realistische Erwartungen in Bezug auf das Training sozialer Kompetenz wecken lassen und wie eine Therapeutin die Motivation zur Teilnahme an Rollenspielen verbessern und mit etwaigen Ängsten diesbezüglich umgehen kann, finden sich in Kapitel 4.4.1 und in Kapitel 4.4.3.

Merke

Bei einem interaktiven und stark übungsbezogenen Verfahren wie dem sozialen Kompetenztraining ist es hilfreich, bereits im Vorfeld mit dem Patienten einige organisatorische Aspekte zu besprechen: Zum einen ist es wichtig, den Patienten über die Bedeutung von Videofeedback aufzuklären und ein *schriftliches Einverständnis* für Videoaufzeichnungen einzuholen. Im gruppentherapeutischen Setting hat es sich darüber hinaus bewährt, bereits zu Beginn

Gruppen- und Feedbackregeln zu etablieren und wichtige organisatorische Aspekte gemeinsam mit der Gruppe zu klären (Pausenzeiten, Telefonnummern der einzelnen Teilnehmer etc.).

Informationen zur Etablierung von Gruppen- und Feedbackregeln finden sich in Kapitel 4.2

3.1.3 Psychoedukation „Situationstypen"

Wie in Kapitel 1.4 beschrieben, werden in vielen sozialen Kompetenztrainings Interaktionssituationen zu Kategorien zusammengefasst. Zum einen, um das Training für die Patienten *besser zu strukturieren* und zum anderen, um den Patienten auf der Basis dieser Einteilung eine *Handlungsleitlinie für soziale Situationen* vermitteln zu können. Beispielsweise definieren Ullrich und Ullrich de Muynck (2001, S. 15) vier „Hauptgebiete sozialer Störungen". Hinsch und Pfingsten (2015) wiederum ordnen Interaktionssituationen verschiedenen Kategorien zu, die sie als „Situationstypen" bezeichnen („Recht durchsetzen", „Beziehungen", „um Sympathie werben"). In der Praxis hat eine solche Einteilung sowohl Vor- als auch Nachteile:

- Eine distinkte Einteilung von Interaktionssituationen in Kategorien kann immer nur prototypisch erfolgen, da zwischen den einzelnen Kategorien Überlappungen bestehen. Das kann in der Praxis zu Nachfragen und Diskussionen mit den Patienten führen, auf die die Therapeutin vorbereitet sein sollte (vgl. Kapitel 3.2 bis Kapitel 3.4).
- Allerdings ist für viele Patienten diese Vereinfachung gerade zu Beginn der Behandlung sehr nützlich, da es eine gewisse Orientierung ermöglicht.
- Inzwischen geht die Sozialkompetenz-Forschung davon aus, dass es neben situationsübergreifenden auch situationsspezifische soziale Kompetenzen gibt, die direkt angesprochen werden sollten.
- Auch Jahre nach einer Psychotherapie können sich Patienten häufig noch an die Einteilung in Situationstypen, deren Anforderungscharakter und damit einhergehende Verhaltensrichtlinien erinnern.

Situationstypen

Für unser Training orientieren wir uns an einer im deutschsprachigen Raum weit verbreiteten *Situationseinteilung* (vgl. Hinsch & Pfingsten, 2015). Wir erweitern die jeweiligen Situationstypen bzw. die zugehörigen Interventionen jedoch um Aspekte, die in anderen Manualen diskutiert werden bzw. ordnen Interventionen aus diesen Manualen den verschiedenen Situationstypen zu. Zudem stellen wir einen (optional nutzbaren) *Situationskompass für Interaktionssituationen* vor (vgl. Kapitel 3.4.1).

Kontakt initiieren, Kommunikation aufrechterhalten und vertiefen („K-Situationen")

K-Situationen

Es geht darum, basale Kontakte zu initiieren sowie die Kommunikation zu vertiefen, aufrechtzuerhalten und zu beenden. Dabei handelt es sich um Situationen, in denen eine Kontaktaufnahme mit wenig bekannten bis unbekannten Personen erforderlich ist. Wir bezeichnen die Situationen deswegen als *K-Situationen*. Die Betroffenen erlernen basale Techniken zur Situationswahrnehmung (Signale der Gesprächsbereitschaft erkennen und aussenden, soziale Distanzen einschätzen), zur basalen Gesprächsführung sowie Techniken, um Gespräche zu beenden und zu unterbrechen. Die entsprechenden Situationen sind vor allem für sozial sehr unsichere oder sehr isolierte Personen relevant, die grundlegende Gesprächsführungskompetenzen verlernt oder nie erlernt haben.

Beispielsituation K

„Sie stehen neben Ihrer neuen Nachbarin bzw. Ihrem neuen Nachbar, die/den Sie bislang nur vom Sehen kennen, an der Bushaltestelle. Bis der Bus kommt, dauert es noch eine Viertelstunde. Die Nachbarin bzw. der Nachbar grüßt freundlich. Sie möchten die Chance ergreifen und ein Gespräch beginnen."

Basale Fertigkeiten zum Äußern von Ansprüchen und Forderungen

R- und S-Situationen

Dem Patienten werden basale Fertigkeiten zum Durchsetzen von Ansprüchen und Forderungen vermittelt. Dabei handelt es sich um Kontakte mit wenig bekannten bis unbekannten Personen, bei denen die Betroffenen das Recht auf ihrer Seite haben, also *berechtigte Forderungen stellen*. Wir bezeichnen diese Situation deswegen analog zu Hinsch und Pfingsten (2015) als *R-Situationen*. Weiterhin geht es um Situationen, bei denen die Betroffenen kein Recht auf die Erfüllung ihrer Wünsche haben, aber trotzdem einen Wunsch erfüllt haben möchten. Dafür ist es notwendig, beim Gegenüber *um Sympathie zu werben*, wir bezeichnen diese Situationen daher analog zu Hinsch und Pfingsten (2015) als *S-Situationen*. Diese Situationen im Umgang mit fremden und wenig bekannten Personen eignen sich gut, um die Betroffenen an aktives Durchsetzungs- oder Abgrenzungsverhalten heranzuführen, da noch keine Aspekte aus dem privaten Umfeld der Betroffenen beachtet werden müssen und die langfristige positive Beziehungsgestaltung keine Rolle spielt.

Beispielsituation R

Stellen Sie sich bitte vor, Sie stehen im Supermarkt an der Kasse. Noch während des Bezahlvorganges fällt Ihnen auf, dass der Kassierer/die Kassiererin einen Artikel zweimal boniert hat, den Sie aber nur einmal gekauft haben. Sie bitten den Kassierer/die Kassiererin den Fehler zu korrigieren.

Beispielsituation S

„Stellen Sie sich vor, Sie stehen im Supermarkt an der Kasse und Sie haben nur eine Sache gekauft. Sie haben es eilig, da Sie einen wichtigen Termin haben (z. B. Kind von der Schule abholen, Arzttermin). Vor Ihnen steht eine Person mit einem sehr vollen Einkaufswagen. Sie fragen die Person vor Ihnen, ob diese Sie vorlassen könnte."

Langfristige positive Beziehungsgestaltung und Konfliktmanagement („B-Situationen")

B-Situationen

Hier werden den Patienten Strategien zum Konfliktmanagement und für eine langfristige positive Beziehungsgestaltung vermittelt. Es handelt sich um Situationen im Umgang mit Personen, zu denen bereits eine Beziehung besteht und bei denen es wichtig ist, diese langfristig auch aufrechtzuerhalten. Der Grad der Bekanntheit kann dabei sehr unterschiedlich sein. Es werden sowohl Situationen mit nahen Bezugspersonen (Familie, Freunde), als auch mit dem weiteren sozialen Umfeld (Bekannte, Nachbarn, Arbeitskollegen) dargestellt. Da zumindest im Kontakt mit Bekannten und Freunden auch Wahrnehmung und Ausdruck von Gefühlen wichtig ist und im Umgang mit nahen Bezugspersonen darüber hinaus das Thema „Impulskontrolle" relevant sein kann, widmen wir dem Thema Emotionsregulation einen eigenen Abschnitt (vgl. Kapitel 3.4.2).

Beispielsituation B

„Es ist Urlaubszeit und die Kitaferien/Schulferien stehen vor der Tür. Sie und Ihr Partner bzw. Ihre Partnerin sind beide in Vollzeit berufstätig und müssen sich absprechen, wer wann für die Kinderbetreuung zuständig ist."

Merke

Wir nehmen in diesem Buch eine Einteilung in folgende *vier* Bereiche vor:

- R („Recht durchsetzen"),
- B („Beziehung"),
- S („um Sympathie werben") und
- K („Kontakt und Kommunikation").

Entgegen dem Vorgehen in anderen Trainings (z. B. Hinsch & Pfingsten, 2015) unterteilen wir den Situationstyp S in zwei Unterkategorien: Kategorie 1 „Kontakt und Kommunikation" und Kategorie 2 „um Sympathie werben". Ausschlaggebend ist *das Ziel,* das hinter dem Wunsch steht, Kontakt aufzubauen bzw. Sympathie zu gewinnen (z. B. um jemanden kennenzulernen vs. um einen Wunsch erfüllt zu bekommen). Diese Einteilung haben wir deswegen vorgenommen, weil wir in diesem Training einen Schwerpunkt auf den Aufbau von Kontaktverhalten und Gesprächsführungstechniken legen und diese den anderen Fertigkeiten voranstellen möchten. Viele Patienten im *einzeltherapeutischen Setting* sind sehr isoliert und haben es verlernt, Kontakte zu anderen Menschen aufzubauen. Das einzeltherapeutische Setting bietet hier sehr gute Möglichkeiten, um individuell angepasst an die Fähigkeiten des Patienten, schrittweise neue Verhaltensstrategien zu vermitteln. Wir stellen die Interventionen hierzu auch ganz an den Anfang, weil wir sie als eine wichtige *Voraussetzung für Kommunikationsverhalten* ansehen. Der modulare Aufbau unseres Leitfadens ermöglicht es der Therapeutin aber natürlich, mit den Interventionen zu beginnen, die sie bei ihrem Patienten jeweils für zielführend hält.

Vermittlung der Situationstypen

In der Therapie vermittelt die Therapeutin dem Patienten die Situationstypen zunächst übersichtsartig an allgemeinen, prototypischen Beispielen:

In den vergangenen Sitzungen haben wir uns damit beschäftigt, welche sozialen Situationen in der letzten Zeit nicht so verlaufen sind, wie Sie sich das vielleicht gewünscht hätten und was Sie sich für solche Situationen wünschen würden. In der Forschung hat sich gezeigt, dass man soziale Situationen grob in unterschiedliche Kategorien einteilen kann (...) In jeder dieser Kategorien sind jeweils unterschiedliche Verhaltensstrategien wichtig. In den kommenden Sitzungen werden wir uns diesen Kategorien nacheinander widmen und Bewältigungsstrategien zu den einzelnen Bereichen erarbeiten. (...) Ich möchte Ihnen das gern an ein paar Beispielen erläutern (...).

Die Therapeutin wählt drei prototypische Beispiele aus, in die sich der Patient gut hineinversetzen kann. Hierfür eignen sich zunächst Situationen, die nicht aus dem direkten Alltag der Patienten stammen. Auf diese Weise lassen sich die abstrakten Charakteristiken besser herausarbeiten (zur Anregung siehe Situationsbeispiele weiter oben).

Um die Charakteristika der verschiedenen Situationstypen einfach zu veranschaulichen, hat sich im klinischen Alltag ein Vorgehen bewährt, welches im GSK (Hinsch & Pfingsten, 2015) beschrieben wird und in ähnlicher Form auch für die Erläuterung der hier vorgenommenen Situationseinteilung verwendet werden kann:

Vermittlung der Situationstypen (in Anlehnung an Hinsch & Pfingsten, 2015)

Die Therapeutin beginnt damit, die *R-Situationen* zu erläutern. Während sie erklärt, dass es bei diesen Situationen darum geht, das eigene Recht durchzusetzen, schreibt sie auf das Flipchart in groß und in Großbuchstaben das Wort ICH („Ich habe also das Recht, meine Ansprüche umzusetzen.") und schreibt dann sehr viel kleiner das Wort DU daneben („Der andere hat keine Legitimation.").

ICH DU

Anschließend erläutert die Therapeutin die *K- und S-Situationen* („Bei diesen Situationen möchte ich entweder einen Kontakt knüpfen oder von meinem Gegenüber einen Wunsch erfüllt bekommen. Ich habe aber keinerlei Anspruch darauf, dass der andere mein Bedürfnis berücksichtigt."). Daraufhin schreibt die Therapeutin das Wort ICH klein und sehr viel größer das Wort DU auf die andere Seite.

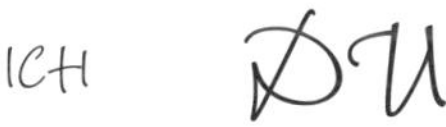

Im letzten Schritt erläutert die Therapeutin das Prinzip der *B-Situationen* ([Langfristige positive Beziehungsgestaltung] „Es handelt sich um Situationen im Umgang mit Personen, zu denen bereits eine Beziehung besteht und bei denen es wichtig ist, diese langfristig auch aufrechtzuerhalten."). In solchen Situationen ist es häufig wenig zielführend, auf seinem Recht zu beharren; es geht vielmehr darum, sich mit dem Gegenüber zu einigen und einen Kompromiss auszuhandeln. Während die Therapeutin das erzählt, schreibt sie, wieder in Großbuchstaben aber diesmal gleich groß, die Wörter ICH und DU auf das Flipchart.

ICH DU

Hat der Patient die Situationseinteilung verstanden, sollte die Therapeutin explorieren, ob der Patient entsprechende Situationen aus dem eigenen Alltag kennt. Die Therapeutin muss das Thema an dieser Stelle allerdings noch nicht allzu sehr vertiefen und gibt dem Patienten erst mal nur einen allgemeinen Überblick über die Situationstypen, weil sie die verschiedenen Situationsaspekte und Verhaltensrichtlinien vor der Bearbeitung der einzelnen Situationstypen noch einmal aufgreifen wird.

3.1.4 Psychoedukation „Verhaltenstypen" (verbal, nonverbal, paraverbal)

Im Rahmen der Psychoedukation sollte die Therapeutin dem Patienten vermitteln, was unter dem Begriff „sozial kompetentes Verhalten" zu verstehen ist:

> Wir haben uns in der letzten Sitzung damit beschäftigt, welche sozialen Situationen in der letzten Zeit nicht so verlaufen sind, wie Sie sich das vielleicht gewünscht hätten und was Sie sich für solche Situationen wünschen würden. Zudem haben wir uns mit dem Begriff der sozialen Kompetenz beschäftigt (...) Wie genau verhält man sich denn aber nun sozial kompetent? Heißt das, dass ich mich immer durchsetzen muss? Oder vielleicht dass ich nie laut (und deutlich) werden darf? Dass ich immer nett sein soll?

Vermittlung von Verhaltenstypen

Eine vereinfachte, aber für viele Patienten recht praktikable Orientierung, durch welche die Teilnehmer lernen sollen, ihre eigenen Verhaltenstendenzen besser einzuschätzen, nutzen beispielsweise Hinsch und Pfingsten (2015) in ihrem Gruppentraining sozialer Kompetenzen. Die Autoren definieren *drei prototypische Verhaltenstypen:* „unsicheres", „sicheres" und „aggressives" Verhalten (vgl. Abbildung 6).

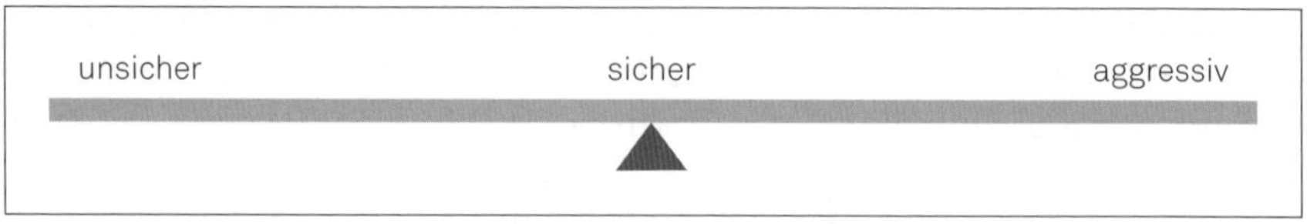

Sicheres, unsicheres und aggressives Verhalten

unsicher — sicher — aggressiv

Abbildung 6: Die drei Verhaltenstypen

Die Therapeutin sollte die Verhaltenstypen zunächst an einem eigenen Beispiel erläutern. Gerade zu Beginn eignen sich hierfür Situationen, die nicht aus dem direkten Alltag der Patienten stammen, die diese sich aber gut vorstellen können (z. B. „Stellen Sie sich bitte vor, Sie stehen im Supermarkt an der Kasse. Noch während des Bezahlvorganges fällt Ihnen auf, dass der Kassierer/die Kassiererin einen Artikel zweimal boniert hat, den Sie aber nur einmal gekauft haben. Sie bitten den Kassierer/die Kassiererin den Fehler zu korrigieren."). Dann kann die Therapeutin sich vom Patienten Personen schildern lassen, die sich im Allgemeinen eher unsicher/aggressiv verhalten und gemeinsam mit dem Patienten überlegen, wie diese sich wohl in der entsprechenden Situation verhalten hätten. Auf diese Weise können allgemeine Regeln zur Unterscheidung der Verhaltenstypen erarbeitet werden.

Verdeutlichung der Verhaltenstypen: Diskriminationsübungen

Die Therapeutin kann verschiedene Strategien verwenden, um das Wissen der Betroffenen bezüglich der Unterschiede zwischen den „Verhaltenstypen" und ihrer Wirkung in einer sozialen Situation zu vertiefen. Im GSK wird dazu beispielsweise das „Diskriminationstraining" durchgeführt (Hinsch & Pfingsten, 2015). Dazu werden auf einem Arbeitsblatt mehrere Interaktionssituationen geschildert. Die Teilnehmer des Trainings sollen jeweils überlegen, ob sich *die handelnde Person* in der Situation eher *unsicher, sicher* oder *aggressiv* verhält. Danach werden die Ergebnisse in der Gruppe diskutiert (für ein eigenes Beispiel vgl. Abbildung 7 sowie Stenzel & de Veer, in Vorb.).

Diskriminationsübungen

Die Therapeutin sollte gemeinsam mit dem Patienten folgende Aspekte herausarbeiten:

- *Basale Unterschiede zwischen den Verhaltenstypen (sicher, unsicher, aggressiv):* Manchen Patienten fällt es schwer, selbstsicheres und aggressives Verhalten zu unterscheiden, da sie keine eigenen Erfahrungen mit Durchsetzungsverhalten haben und nicht zwischen den verschiedenen Nuancen des Verhaltens differenzieren können. Oder aber, sie haben überwiegend Erfahrungen mit aggressiven Rollenmodellen gemacht und erleben ein solches Verhalten vielleicht sogar als normal (z. B. „Wenn man überhaupt eine Chance haben will, gehört zu werden, muss man den anderen irgendwie sprachlos machen", „Nur wenn ich emotional und laut werde, bin ich überzeugend").
- *Berücksichtigung von verbalen, nonverbalen und paraverbalen Aspekten:* Häufig lässt sich aufgrund der Situationsschilderungen allein nicht entscheiden, welchem Verhaltenstyp das Beispiel zuzuordnen ist. Diese Tatsache kann die Therapeutin nutzen, um zu erarbeiten, dass für die Wirkung eines Verhaltens auch non- und paraverbale Aspekte wichtig sind. Weitere Informationen hierzu finden sich im folgenden Abschnitt.

Diskriminationsübung

Bitte lesen Sie sich die folgenden Situationsschilderungen durch. Überlegen Sie, ob sich die handelnde Person in der Situation eher unsicher, sicher oder aggressiv verhält und notieren Sie, durch welche Elemente des Verhaltens oder der Situation das Ihrer Meinung nach deutlich wird. In manchen Fällen ist der Verhaltenstyp auch nicht ganz eindeutig zu erkennen. Woran liegt das und welche Information würden Sie zusätzlich benötigen?

Situation	**Verhaltenstyp?** (sicher, unsicher, aggressiv)	**Bitte begründen Sie Ihre Einschätzung. Benötigen Sie weitere Informationen?**
Frau M. sagt zu einer Freundin: „Na, das habt ihr ja echt super hingekriegt mit dem Mädelsabend. Ihr wisst doch, dass ich dienstags keine Zeit habe. Na, auf den Schnulzenfilm hatte ich eh keinen Bock!“		
Herr R. sagt zu einer Kollegin: „Du, ich weiß nicht recht, ob ich deinen Termin heute kurzfristig mit übernehmen kann. Eigentlich habe ich ja auch gerade recht viel zu tun. Oder was meinst du?“		

Abbildung 7: Beispiel für die Arbeit mit Diskriminationsübungen

Differenzierung zwischen verbalem, nonverbalem und paraverbalem Verhalten

Verbales, nonverbales und paraverbales Verhalten

Die Therapeutin erarbeitet gemeinsam mit dem Patienten die Differenzierung von *verbalem, nonverbalem* und *paraverbalem* Verhalten. Wir haben uns an dieser Stelle dafür entscheiden, die (gebräuchliche) Unterteilung in verbales und nonverbales Verhalten durch den Aspekt des paraverbalen Verhaltens zu erweitern, da viele Patienten nicht nur die Wirkung des nonverbalen, sondern auch des paraverbalen Verhaltens unterschätzen. Der Begriff bezieht sich auf die *Intonation* des Gesagten (Lautstärke, Klang, Tempo der Sprache, vgl. Tabelle 6).

Zur Einleitung des Themas kann die Therapeutin direkt an den Diskriminationsübungen anknüpfen und/oder die Übung auf Seite 48 durchführen.

Tabelle 6: Verbales, nonverbales und paraverbales Verhalten

Bereiche	Verhaltenstypen			Verhalten
	sicher	unsicher	aggressiv/ unfreundlich	
Formulierung	eindeutig	unklar, vage	drohend, beleidigend	verbal
Inhalt	direkter Ausdruck von Bedürfnissen; konkrete, situationsbezogene Begründung; direkter Ausdruck von Gefühlen; Ich-Form	Verleugnung von Bedürfnissen; überflüssige Erklärungen; indirekter Ausdruck von Gefühlen; Benutzung von „Man"-Formulierungen	Bedürfnisse/ Gefühle anderer werden ignoriert; keine Begründungen; Drohungen; Beleidigungen; Kompromisslosigkeit	
Intonation, (Lautstärke, Klang, Tempo)	klar, deutlich, Klang und Tempo angemessen	zittrig, stockend, leise, zaghaft	laut, brüllend, schreiend, hart, ohne Pausen	paraverbal
Gestik, Mimik	unterstreichend, lebhaft, situationsangemessen	kaum vorhanden bzw. verkrampft, nervös	drohend, abweisend (Fäuste ballend, Arme verschränkt), ggf. unkontrolliert, wild gestikulierend	nonverbal
Blickkontakt	angemessen vorhanden	wenig, ausweichend	starr, fixierend oder gar kein Blickkontakt	
Körperhaltung	entspannte, aufrechte Körperhaltung	zusammengesunken, Schultern hochgezogen, Kopf gesenkt	angespannt, sehr aufrecht, abweisend, drohend	

**Übung zur Psychoedukation:
Verbales, nonverbales und paraverbales Verhalten**

Ziel: Die Bedeutung von verbalem, paraverbalem und nonverbalem Ausdruck kennenlernen.

Ablauf: Die Therapeutin macht verschiedene Aussagen (z. B. „Heute ist ein schöner Tag", oder „Ich wünsche Ihnen ein schönes Wochenende") und unterstreicht diese jeweils mit einem *passenden non- bzw. paraverbalen Ausdruck*. Der Patient soll beschreiben, wie dieser Ausdruck jeweils auf ihn wirkt und was er bei der Therapeutin wahrnimmt. Anschließend macht die Therapeutin dieselben Aussagen, nutzt dazu jedoch einen *nicht kongruenten non- bzw. paraverbalen Ausdruck* (z. B. „Heute ist ein schöner Tag" oder „Ich wünsche Ihnen ein schönes Wochenende" mit trauriger, bzw. ärgerlicher oder gleichgültiger Mimik und dazu passender Gestik und Körperhaltung).

Reflexion: Zusammen erarbeiten Therapeutin und Patient, was die Gemeinsamkeit der Beispiele ist *(Bedeutsamkeit der nonverbalen bzw. paraverbalen Botschaft).* Die Therapeutin ermutigt den Patienten, eigene Beispiele zu nennen. Im Anschluss erklärt sie, welche Folgen eine inkongruente Kommunikation haben kann und welche Verwirrung doppeldeutige oder gegensätzliche Botschaften stiften können.

Variante: Im weiteren Verlauf kann die Therapeutin individuelle Beispiele des Patienten aufgreifen und den Patienten selbst mit kongruentem und inkongruentem verbalen/nonverbalen/paraverbalen Ausdruck experimentieren lassen.

Gruppentherapie: Die oben beschriebene Übung kann auch in der Gruppentherapie durchgeführt werden. In diesem Fall fungieren alle Gruppenteilnehmer als Beobachter. Die Therapeutin trägt deren Eindrücke zusammen und nutzt diese zur Verdeutlichung der Verhaltenstypen sowie der Bedeutsamkeit von nonverbalem und paraverbalem Verhalten. Im Gruppensetting ergeben sich noch weitere Übungsmöglichkeiten: Beispielsweise kann die Therapeutin die Patienten in der Gruppe sammeln lassen, *welche Personen aus dem öffentlichen Leben* ihnen einfallen, die sie als sicher, unsicher oder aggressiv bezeichnen würden und nachfragen, *warum* sie diese Personen so einschätzen würden. In der Gruppe entsteht daraufhin häufig eine lebhafte Diskussion. Meistens ist es das *para-/nonverbale Verhalten,* an das sich Personen erinnern („Der ist immer so laut und hat so einen stechenden Blick").

Hinweis: Die Therapeutin sollte im Vorfeld betonen, dass es „keine richtigen und falschen Antworten" gibt und dass die Eindrücke der Teilnehmer auch voneinander abweichen können. Vorsicht ist zudem bei politisch relevanten Personen geboten, um emotional aufgeladene Diskussionen zu vermeiden.

Eine weitere Übung zur Vertiefung des Themas, die sich besonders für die Gruppentherapie anbietet, ist der sogenannte „Gehsteig-Tango“:

Übung zur Psychoedukation: Gehsteig-Tango

Ziel: Soziales Wissen und soziale Wahrnehmung in Selbst- und Fremdbild stärken. Wissen zu Verhaltenstypen vertiefen.

Ablauf: Die Gruppe wird in zwei Untergruppen geteilt. „Kleingruppe 1“ wird kurz aus dem Therapieraum geschickt. „Kleingruppe 2“ erhält die Instruktion, in der folgenden Übung zunächst nonverbal „Unsicherheit“ auszustrahlen (Kopf gesenkt, kein Blickkontakt aufnehmen, zusammengesunkene Haltung); beim zweiten Durchgang nonverbal „sicheres Verhalten“ darzustellen (Blickkontakt aufnehmen, zügig gehen). Danach wird Kleingruppe 1 wieder in den Therapieraum geholt.

Beide Gruppen werden gebeten, sich jeweils an gegenüberliegenden Ecken des Therapieraumes aufzustellen. Danach erhalten beide Gruppen die Aufforderung, auf die jeweils andere Seite des Raumes zu wechseln. An der Stelle, an der beide Gruppen aufeinanderstoßen, entsteht häufig eine Art „Gehsteig-Tango“: Die Bewegung stockt, die Personen, die sich nonverbal unsicher verhalten sollen, weichen häufig aus. Im Anschluss wird die Übung ein zweites Mal mit der anderen Instruktion wiederholt.

Reflexion: Die Übung lässt sich auf verschiedene Arten nutzen: (a) Die Therapeutin schreibt im Vorfeld das noch unausgefüllte Schema des sicheren, unsicheren und aggressiven Verhaltens an ein Flipchart. Nach der Übung wird Gruppe 1 gefragt, welche Gestik, Mimik und Körperhaltung sie bei Gruppe 2 beobachten konnte und welche Wirkung das Verhalten hatte. Die Ergebnisse werden auf dem Flipchart notiert und dem Schema zugeordnet. (b) Im Anschluss kann die Therapeutin die Übung nutzen, um Zusammenhänge zwischen Verhalten und Erleben herausarbeiten (z. B. „Was ist passiert, als Sie auf die anderen Teilnehmer getroffen sind?“, „Wie haben Sie sich gefühlt?“, „Was ging Ihnen durch den Kopf?“, „Haben Sie die anderen Teilnehmer wahrgenommen?“, „Worauf haben Sie Ihre Aufmerksamkeit gelenkt?“). Danach befragt sie die andere Kleingruppe nach ihrer Wahrnehmung der Situation. (c) Die Therapeutin sollte herausarbeiten, dass sich unsicheres Verhalten sowohl auf das eigene Erleben auswirken kann (Gedanken, Selbstaufmerksamkeit, Gefühle, Körperreaktionen), als auch darauf, dass man durch eigenes unsicheres Verhalten die Person gegenüber sogar noch in ihrer Dominanz verstärken kann (komplementäre Verhaltensreaktion; vgl. auch Exkurs zum „Kiesler-Kreis“ auf S. 51)

Soziales Wissen und soziale Wahrnehmung stärken

Um das Thema weiter zu vertiefen, können verschiedene Übungen in vivo durchgeführt werden. Der Patient kann diese entweder mit Begleitung seiner Therapeutin oder als Hausaufgabe zwischen den Sitzungen erledigen. Die Übungen sind auch „als Vorstufe“ für die späteren Rollenspiele gedacht. Es handelt sich dabei um Beobachtungsaufgaben oder kurze Interaktionen mit weitgehend unbekannten Personen. Ziel der Übungen ist es, die Wahrnehmung sozialer Situationen zu verbessern und sich langsam an den übenden Charakter des Trainings zu gewöhnen. Einige der hier dargestellten Übungen finden sich in ähnlicher Form auch im ATP (vgl. ATP Buch 2, Ullrich & Ullrich de Muynck, 2006). Diese sehr basalen Übungen sind *vor allem für hochängstliche Patienten* gedacht und können *optional* eingesetzt werden (vgl. Tabelle 7).

Beobachtungsaufgaben, kurze Interaktionen

Tabelle 7: Übungen zur Verbesserung der Wahrnehmung sozialer Situationen (in Anlehnung an Ullrich & Ullrich de Muynck, 2006)

Sich selbst und andere beobachten

Selbstsicherheit durch nonverbales Verhalten ausstrahlen

Übung	Beschreibung
1. Sich selbst beobachten	Die Therapeutin bittet den Patienten, einmal zu reflektieren, welche verbalen, nonverbalen und paraverbalen Signale er selbst im Alltag aussendet. Hierzu erarbeitet sie mit dem Patienten einige Fragen, die dieser die Woche über beantworten soll, beispielsweise: Wie verhalte ich mich im Alltag eigentlich, z.B. wenn ich in der Öffentlichkeit unterwegs bin? Welche verbalen, nonverbalen und paraverbalen Signale sende ich aus? Welche Körperhaltung nehme ich ein? Was passiert, wenn ich meine Haltung verändere? Wirkt sich das auf mein Befinden bzw. meine Selbstwahrnehmung aus?
2. Andere beobachten – selbst zum Beobachter werden	Gehen Sie an einen belebten Platz (ein Café, eine Bank im Park etc.). Schauen Sie sich die anderen Menschen einmal genau an. Wie verhalten sich diese Personen? Welche verbalen, nonverbalen und paraverbalen Signale senden sie aus? Wie stark achten diese Menschen auf ihre Umgebung; wie stark sind sie mit sich selbst beschäftigt? Versuchen Sie mal, eine Person beiläufig anzuschauen und einen kurzen Blickkontakt (eine Sekunde) aufzubauen. Was passiert?
3. Nonverbal Selbstsicherheit ausstrahlen und nicht ausweichen (schnell)	Gehen Sie an einen belebten Platz (eine Fußgängerzone, einen breiten Gehweg etc.). Gehen Sie schnell auf die Ihnen entgegenkommenden Personen zu (als wenn Sie in Eile sind). Versuchen Sie nonverbal „Sicherheit“ auszustrahlen und den Ihnen entgegenkommenden Personen nicht auszuweichen (aufrechte Körperhaltung, groß machen, kurz Blickkontakt, dann Blick in die Ferne richten). Achten Sie darauf, Sicherheit und Zielstrebigkeit auszustrahlen, aber ohne aggressiv zu wirken. Was passiert? Wie geht es Ihnen dabei? (Varianten: Gleiches Verhalten, ohne dabei „in Eile zu sein“).
4. Als erster durch die Tür gehen	Sie sind im öffentlichen Raum unterwegs und möchten durch eine Tür gehen (z.B. Aufzug, Tür zu einem Gebäude, zu einem Verkehrsmittel). Versuchen Sie, als erster an der Tür zu sein und selbstverständlich als erster hindurchzugehen. Versuchen Sie, dabei nonverbal Zielstrebigkeit und Sicherheit auszustrahlen – aber ohne aggressiv zu wirken.

Merke

Diese Aufgaben sollten, wie alle Hausaufgaben und In-vivo-Übungen, in der Therapie gut vorbereitet werden (vgl. Kapitel 4.3.1). Vor allem bei den Übungen zwei bis vier (vgl. Tabelle 7) ist es wichtig, sicherzustellen, dass der Patient die Instruktion ausreichend verstanden hat und angemessen umsetzen kann. Dabei hat es sich auch als hilfreich erwiesen, wenn die Therapeutin selbst Modellverhalten vorspielt. Bei sehr ängstlichen Patienten empfiehlt es sich zudem, dass die Therapeutin die Übungen auch in vivo zunächst als Modell durchführt, bevor der Patient an der Reihe ist.

Exkurs: Beschreibung von Interaktionsverhalten anhand des Kiesler-Kreises

Kiesler-Kreis

Anhand des Kiesler-Kreises (Kiesler, 1983) lässt sich beschreiben, *auf welche Weise sich zwei miteinander interagierende Personen in ihrer Kommunikation gegenseitig beeinflussen* („Wie wirke ich auf andere und was lösen andere in mir aus?“). Kiesler teilt menschliches Interaktionsverhalten in verschiedene Dimensionen ein: dominant vs. unterwürfig und feindselig vs. freundlich. Aus diesen Dimensionen ergeben sich vier Zwischenkategorien (feindselig-dominant, freundlich-dominant, freundlich-unterwürfig und feindselig-unterwürfig). Feindseliges Verhalten erzeugt laut Kiesler vorrangig Distanz, während durch freundliches Verhalten Nähe zwischen zwei Personen wahrscheinlicher wird. Die Betrachtung von Interaktionsverhalten anhand des Kiesler-Kreises hat sich v. a. für Patienten mit chronischen Depressionen oder bestimmten Persönlichkeitsstörungen (z. B. zur Verdeutlichung der zwischenmenschlichen Folgen aggressiven Verhaltens) als sehr hilfreich erwiesen. Anwendungsbeispiele finden sich in der entsprechenden Fachliteratur (vgl. McCullough, 2003; Guhn, Köhler & Brakemeier, 2019).

3.2 Kontakt initiieren, Kommunikation aufrechterhalten und vertiefen (Modul 2)

Im Folgenden werden therapeutische Strategien zur Verbesserung der Kontakt- und Kommunikationsfähigkeit beschrieben. Dazu zählen die Initiierung von Kontakten, der Beginn und die Aufrechterhaltung eines Gespräches sowie das Vertiefen zwischenmenschlicher Kontakte. Anhand von Fallbeispielen wird das therapeutische Vorgehen praktisch erläutert.

Fallbeispiel: Frau L. (25 Jahre)

„Neulich hat mich meine Nachbarin angesprochen, als wir zufällig gemeinsam an der Bushaltestelle standen. Ich war sofort total angespannt; ihr gegenüber fühle ich mich eigentlich immer unterlegen. Sie sagte etwas über das Wetter und berichtete dann davon, dass bei ihr letzte Woche das Wasser im Keller stand. Aber mir fiel einfach nicht ein, was ich darauf hätte entgegnen können. Ich erlebe ja nichts Spannendes. Die ganze Situation war total unangenehm. Das Gespräch zog sich wie ein Kaugummi ... klebrig, matschig, zäh ... diese furchtbaren Pausen. ... Ich war froh als endlich der Bus kam. Ihr ging es wohl genauso; sie hat sich jedenfalls nicht neben mich gesetzt."

Fallbeispiel: Herr F. (43 Jahre)

„Ich habe neulich mal versucht, jemanden anzusprechen. Das war auf einer Zugfahrt. Anfangs dachte ich noch, dass mein Gegenüber sich mit mir unterhalten möchte. Sie hat ihr Buch weggelegt und mir ein paar Fragen gestellt. Ich habe mich daraufhin richtig ins Zeug gelegt, viel von mir erzählt und mich total geöffnet. Ich dachte eigentlich, ich würde sie sehr beeindrucken. Aber irgendwas ist falsch gelaufen. Mein Gegenüber wurde immer einsilbiger und hat irgendwann demonstrativ das Buch wieder hervorgezogen. Ich bin eben doch unsympathisch, ich hätte das gleich lassen sollen."

Psychoedukation und Hierarchisierung

Psychoedukation und Situationstypen

Zur Einleitung des Themas kann die Therapeutin zunächst die Ergebnisse der allgemeinen Psychoedukation zu den Situationstypen (vgl. Kapitel 3.1.3) aufgreifen:

> Wir hatten uns ja bereits damit befasst, dass es verschiedene Situationstypen gibt (...), im Folgenden werden wir uns nun speziell mit Situationen beschäftigen, in denen es darum geht, Kontakte zu anderen Personen zu knüpfen, ein Gespräch zu beginnen und aufrechtzuerhalten.

Im weiteren Verlauf hat es sich bewährt, dem Patienten eine Auswahl von Beispielsituationen für den jeweiligen Situationstyp vorzustellen und diese mit ihm zu besprechen. Einige Manuale stellen hierfür umfassende Arbeitsmaterialien in Form von Arbeitsblättern zur Verfügung (vgl. Hinsch & Pfingsten, 2015; Stenzel & de Veer, in Vorb.). Auf diesen Arbeitsblättern werden meist mehrere Beispielsituationen (inkl. einer detaillierten Verhaltensinstruktion) aufgeführt. Die Patienten werden gebeten, sich sowohl die Situationsbeschreibungen als auch die Verhaltensinstruktionen durchzulesen und einzuschätzen, wie schwierig es für sie wäre, das beschriebene Verhalten auszuführen. Die Arbeitsblätter können als Hausaufgabe bearbeitet werden, bevor sie in der folgenden Sitzung besprochen werden (vgl. Abbildung 8).

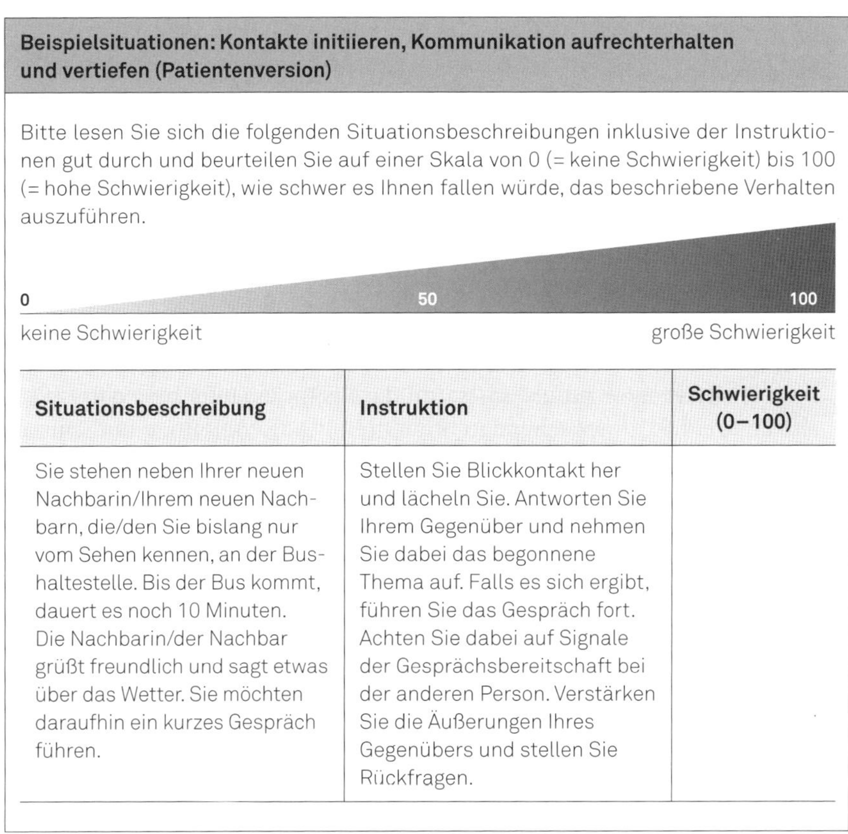

Beispielsituationen: Kontakte initiieren, Kommunikation aufrechterhalten und vertiefen (Patientenversion)

Bitte lesen Sie sich die folgenden Situationsbeschreibungen inklusive der Instruktionen gut durch und beurteilen Sie auf einer Skala von 0 (= keine Schwierigkeit) bis 100 (= hohe Schwierigkeit), wie schwer es Ihnen fallen würde, das beschriebene Verhalten auszuführen.

Situationsbeschreibung	Instruktion	Schwierigkeit (0–100)
Sie stehen neben Ihrer neuen Nachbarin/Ihrem neuen Nachbarn, die/den Sie bislang nur vom Sehen kennen, an der Bushaltestelle. Bis der Bus kommt, dauert es noch 10 Minuten. Die Nachbarin/der Nachbar grüßt freundlich und sagt etwas über das Wetter. Sie möchten daraufhin ein kurzes Gespräch führen.	Stellen Sie Blickkontakt her und lächeln Sie. Antworten Sie Ihrem Gegenüber und nehmen Sie dabei das begonnene Thema auf. Falls es sich ergibt, führen Sie das Gespräch fort. Achten Sie dabei auf Signale der Gesprächsbereitschaft bei der anderen Person. Verstärken Sie die Äußerungen Ihres Gegenübers und stellen Sie Rückfragen.	

Abbildung 8: Arbeitsblatt mit Beispielsituationen (vgl. Stenzel & de Veer, in Vorb.)

Mit der Besprechung der Beispielsituationen verfolgt die Therapeutin mehrere Ziele:

Wissen zum Situationstyp vertiefen

1. *Wissen zum Situationstyp vertiefen:* Es sollte herausgearbeitet werden, welche Gemeinsamkeiten zwischen den Situationen dieses Situationstyps bestehen („Ich kenne mein Gegenüber nicht oder nur wenig und möchte einen Kontakt herstellen bzw. vertiefen. Vielleicht geht mein Gegenüber ja darauf ein. Dafür ist es allerdings wichtig, dass mich mein Gegenüber als sympathisch wahrnimmt. Ich muss also beziehungsorientiertes Verhalten einsetzen [um Kontakt/Sympathie werben], um die Chance zu erhöhen, dass mein Bedürfnis erfüllt wird.“).

Schwierigkeitshierarchie erstellen

2. *Schwierigkeitshierarchie erstellen:* Die Therapeutin sollte mit dem Patienten erarbeiten, welchen Schwierigkeitsgrad die verschiedenen Situationen jeweils für ihn haben und welche Faktoren (Situationsvariablen und individuelle Bewertungen des Patienten) dafür verantwortlich sind. Das Vorgehen ist ähnlich dem Erstellen einer Situationshierarchie vor einer Exposition. Um das Thema weiter zu explorieren, kann die Therapeutin den Patienten beispielsweise fragen, welche spezifischen Gegebenheiten die verschiedenen Situationen leichter oder schwerer machen würden. Sie kann auch nach weiteren Situationen aus dem Alltag des Patienten fragen (z. B. „Welche Erfahrungen haben Sie selbst damit gesammelt, Kontakt zu anderen Menschen aufzunehmen oder zu vertiefen? Welche Befürchtungen treten bei Ihnen in solchen Situationen auf? Welche Gefühle gehen damit einher?"). Auf diese Weise erhält die Therapeutin ein differenziertes Bild von der Situationswahrnehmung und -bewertung des Patienten und seinem Umgang mit ähnlichen Alltagssituationen.

Therapeutische Rollenspiele erarbeiten

3. *Therapeutische Rollenspiele erarbeiten:* Im späteren Verlauf eignen sich die Beispielsituationen gut als Basis, um daraus therapeutische Rollenspiele abzuleiten. Die entsprechenden Strategien für die Anleitung und Durchführung von Rollenspielen werden in Kapitel 4.1 beschrieben.

Aufgrund des nur begrenzt zur Verfügung stehenden Umfangs ist es in diesem Buch nicht möglich, umfangreiche Arbeitsmaterialien bereitzustellen. Es liegt jedoch für jeden Situationstyp eine Auswahl an Beispielsituationen vor, die in der therapeutischen Arbeit genutzt werden kann (vgl. „Beispielsituationen I: Kontakte initiieren, Kommunikation aufrechterhalten und vertiefen" im Anhang, S. 156).

In den folgenden Abschnitten werden zunächst Interventionen dargestellt, um *sehr basale Aspekte* sozial kompetenten Kommunikationsverhaltens aufzubauen, bevor diese Aspekte zusammengeführt und *in komplexeren Rollenspielen* geübt werden. Durch den modularen Aufbau des Leitfadens kann die Therapeutin jeweils die Interventionen/Vorübungen auswählen, die für ihren Patienten notwendig und hilfreich sind.

3.2.1 Vermittlung von Gesprächsführungstechniken

Manche Patienten haben bereits Probleme mit sehr basalen Kommunikationsstrategien (z. B. „aktives Zuhören", offene Fragen stellen). In diesen Fällen ist es hilfreich oder sogar notwendig, auch solche Skills zu üben und explizit zu vermitteln, inwiefern sich ein Gesprächsverhalten hemmend oder verstärkend auf den Gesprächsverlauf auswirken kann. Wir stellen die Vermittlung basaler Gesprächsführungstechniken in der Folge ausführlich vor, möchten aber darauf hinweisen, dass sie lediglich für bestimmte Patientengruppen erforderlich sind.

Einführung in das Thema Gesprächsführungstechniken

Übung: Gesprächsverhalten

Übung: Verstärkendes und nicht verstärkendes Gesprächsverhalten[1]

Ziel: Der Patient soll lernen, dass es für den *Verlauf* eines Gespräches einen Unterschied macht, *auf welche Weise* man ein Gespräch führt. Die Begriffe „Verstärkertechniken“ sowie „verstärkendes“ und „nicht verstärkendes Gesprächsverhalten“ werden eingeführt.

Ablauf: Die Therapeutin bittet den Patienten, über ein (möglichst konfliktfreies) Thema zu sprechen, in dem sich der Patient gut auskennt (z. B. ein Hobby, den Beruf, die Kinder). Zu Beginn reagiert die Therapeutin mit gesprächsverstärkendem Verhalten (z. B. aktives Zuhören). Im Verlauf der Übung reduziert sie das nonverbale gesprächsverstärkende Verhalten schrittweise, bis sie schließlich ein passives nonverbales Gesprächsverhalten zeigt. Sie kann dabei sogar so weit gehen, dass sie sich tatsächlich mit anderen Dingen beschäftigt (z. B. ein Glas Wasser einschenken, in der Akte blättern, Licht anschalten). Verbal sollte sie dem Patienten allerdings zwischendurch immer wieder versichern, dass sie ihm zuhört („Reden Sie ruhig weiter ...“). Gegen Ende des Rollenspiels nimmt die Therapeutin das *nonverbale* gesprächsverstärkende Verhalten wieder auf. (Variante: Auch verbales gesprächsverstärkendes Verhalten wird reduziert.)

Reflexion: Die Therapeutin bittet den Patienten zu erzählen, wie er sich im Verlauf des Gespräches gefühlt und was er bei der Therapeutin wahrgenommen hat. In der Folge erläutert sie, dass es bestimmte Strategien gibt, mit denen man seinem Gegenüber Interesse signalisiert und die dazu führen, dass ein Gespräch eher aufrechterhalten wird. Die Therapeutin führt dazu den Begriff „Verstärkertechniken“ ein. Auf Basis der Beobachtungen des Patienten werden einige Aspekte von verstärkendem und nicht verstärkendem Gesprächsverhalten zusammengetragen.

Variante Gruppentherapie: Unter den Gruppenteilnehmern wird ein Akteur (Patient) ausgewählt. Die Übung wird zunächst wie oben beschrieben durchgeführt, auch die Nachbesprechung erfolgt zunächst in der Dyade, analog zu oben (Patient soll berichten, wie er sich im Verlauf des Gespräches gefühlt und was er bei der Therapeutin wahrgenommen hat). Danach wird die gesamte Gruppe einbezogen: Alle Teilnehmer teilen ihre Beobachtungen mit und es werden Anhaltspunkte für verstärkendes bzw. nicht verstärkendes Gesprächsverhalten und dessen Folgen erarbeitet.

1 Ähnliche Übungen finden sich beispielsweise auch bei Alsleben und Hand (2013, S. 154 ff.).

Hinweis: Diese Übung sollte nicht durchgeführt werden, wenn der Patient offensichtlich hochbelastet durch ein aktuelles Ereignis in die Behandlung kommt. Das Verhalten der Therapeutin während der Übung (passives, verbal und nonverbal inkonsistentes Gesprächsverhalten) kann auf den Patienten invalidierend und frustrierend wirken. Deshalb sollte die Übung nur durchgeführt werden, wenn bereits eine tragfähige therapeutische Beziehung besteht. Bei einigen Patientengruppen (z. B. Borderline-Patienten) sollte die Therapeutin zudem besondere Vorsicht walten lassen (vgl. hierzu auch Kapitel 5). Eine gute *Aufklärung des Patienten nach der Übung* ist zudem essenziell für den Erfolg der Intervention.

Aktives Zuhören

Aktives Zuhören erläutern

Auf der Basis der oben beschriebenen Übung führt die Therapeutin den Begriff „aktives Zuhören" ein und vermittelt dem Patienten die Bedeutung von aktivem Zuhören für die interpersonelle Kommunikation:

Aktives Zuhören signalisiert *Interesse und Verständnisbereitschaft*. Auf der *beziehungs-* oder *interpersonellen Ebene* hilft es, Vertrauen aufzubauen und einen akzeptierenden, respektvollen Umgang zu fördern. Auf der *inhaltlichen- oder Bedeutungsebene* trägt es dazu bei, Missverständnisse zu vermeiden.

Verbales, nonverbales, paraverbales Verhalten

Die Therapeutin erarbeitet gemeinsam mit dem Patienten, welche verbalen/paraverbalen und nonverbalen Verhaltensaspekte zum aktiven Zuhören gehören. Dabei ist es wichtig, den Patienten erneut daran zu erinnern, dass die verschiedenen Verhaltensaspekte immer miteinander korrespondieren sollten und Verhalten erst dann authentisch wirkt, wenn die Ebenen aufeinander abgestimmt sind (vgl. Tabelle 8).

Tabelle 8: Kennzeichen verbalen, nonverbalen und paraverbalen Verhaltens beim aktiven Zuhören

verbal/paraverbal	nonverbal
• Den anderen ausreden lassen • Bestätigende Laute und Füllwörter einwerfen („hmmm, ach so, aha") • Vertiefende Fragen bzw. kurze Verständnisfragen bei Unklarheiten stellen (z. B. „Und wie ging es dann weiter?", „Das habe ich noch nicht verstanden, kannst du das bitte nochmal wiederholen?")	• Blickkontakt herstellen (ohne zu starren) • Offene, reziproke Mimik und Gestik, die erkennen lässt, dass man emotional beteiligt ist (z. B. Lächeln, Nicken) • Zugewandte, reziproke Körperhaltung („spiegeln") • Angemessene Distanz zum Gegenüber schaffen

Körperliche Nähe und räumliche Distanz als soziales Hinweiszeichen

Im weiteren Verlauf sollte die Therapeutin den Patienten dafür sensibilisieren, dass beim Umgang mit anderen Menschen neben der Gestik und Mimik auch *der räumliche Abstand zum anderen* eine wichtige Rolle dafür spielt, wie jemand auf sein Gegenüber wirkt. Selbstunsichere bzw. kontaktgestörte Personen haben häufig Probleme, eine angemessene Distanz zu ihrem Gegenüber zu wählen. Ullrich und Ullrich de Muynck unterscheiden vier verschiedene Distanzmaße (vgl. Ullrich & Ullrich de Muynck, 2006, S. 152 ff.). Diese sind natürlich lediglich als Anhaltspunkte zu verstehen und immer kultur- und situationsspezifisch zu interpretieren:

- *Intime Distanz* bzw. Körperkontakt: Sehr vertraute Personen.
- Distanz im *persönlichen Gespräch* mit bekannten Personen (ca. 0,5 bis 1 Meter): Distanz, die es ermöglicht, das Gegenüber ohne Probleme anzuschauen und mit gemäßigter Lautstärke zu sprechen.
- Distanz in *formalen Gesprächssituationen* (Geschäfte, Behörden, ca. 1 bis 2,5 Meter).
- *Öffentliche Distanz* (ca. 3,5 Meter, z. B. bei Vorträgen): Dieser Abstand erfordert eine deutlichere, lautere und langsamere Sprechweise und einen formalen Sprechstil.

Ullrich und Ullrich de Muynck schlagen einige In-vivo-Übungen vor, anhand derer Patienten lernen können, die Wirkung von Nähe und Distanz auf Gesprächssituationen einzuschätzen und zu reflektieren, welches Ausmaß körperlicher Nähe für sie selbst in verschiedenen Situationen angemessen ist.

In-vivo-Übung: Nähe und Distanz in Alltagssituationen

Nähe und Distanz in Alltagssituationen

Ziel: Soziales Wissen erwerben und Selbstwahrnehmung stärken.

Ablauf: Der Patient erhält die Aufgabe, sich auf öffentliche Plätze, in öffentliche Verkehrsmittel zu begeben (Fußgängerzone, Marktplatz, Einkaufspassage, Aufzug, U-Bahn, Bus etc.). Er soll (1) das Nähe-Distanzverhalten anderer Personen beobachten und (2) bewusst wahrnehmen, welches Ausmaß von Nähe bzw. Distanz ihm in welchem Kontext angenehm/unangenehm ist. Es empfiehlt sich, dass der Patient während oder unmittelbar nach den Übungen wichtige Aspekte protokolliert. Hierzu sollte ggf. ein im Vorfeld der Übung erarbeiteter Protokollbogen genutzt werden.

Reflexion: Auf Basis der Erfahrungen des Patienten sollte erarbeitet werden, in welchen Situationen welche räumliche Distanz angemessen ist (z. B. sollte man in einer ersten Gesprächssituation dem Gegenüber weder „auf die Pelle rücken", noch so weit entfernt sein, dass ein vertrautes Gespräch unmöglich wird). Und natürlich ist die Wirkung der räumlichen Distanz auch von anderen situativen und individuellen Gegebenheiten abhängig (Setting: Club vs. Café vs. U-Bahn; individuelle Variablen der Person: großer Mann vs. kleine Frau; verbales und nonverbales Verhalten: Art der Körperhaltung, Lautstärke der Stimme etc.).

Hinweis: Auch diese Übungen sollten vorab gut vorbereitet werden. Je nach psychischer Komorbidität können solche Übungen für manche Patienten recht schwierig sein (z. B. bei akuter agoraphobischer Symptomatik, sozialer Phobie oder bei akuter posttraumatischer Belastungsstörung). Die Therapeutin sollte das bei der Planung der Übungen berücksichtigen, um den Patienten nicht zu überfordern.

Offene Fragen stellen

Als nächstes wird den Patienten die Wirkung verschiedener Fragetypen und deren Bedeutung für den Gesprächsverlauf vermittelt: Zunächst sollen die Patienten lernen, zwischen offenen und geschlossenen Fragen zu unterscheiden. Die Therapeutin sollte den Patienten zudem vermitteln, dass offene Fragen den Gesprächspartner ermutigen, frei über sich zu reden und dadurch helfen, den Gesprächsfluss am Laufen zu halten. Im Folgenden ist beispielhaft dargestellt, auf welche Weise die Therapeutin den Patienten das Thema näherbringen kann:

Offene Fragen

- *Offene Fragen* erlauben eine freie Antwort („Wie geht es Ihren Kindern?“, „Was gefällt Ihnen an Ihrer Arbeit?“). Sie motivieren das Gegenüber, frei über sich und sein Erleben zu berichten. Sie wirken sich also unterstützend auf den Gesprächsfluss aus.
- *Geschlossene Fragen* können dagegen mit ein oder wenigen Worten beantwortet werden. Häufig sind das die Worte „ja“ oder „nein“ („Haben Sie Kinder? Arbeiten Sie hier im Gebäude?“). Solche Fragen sind hilfreich, wenn man klare Sachverhalte und Informationen in möglichst kurzer Zeit erfragen will. Sie können auch eingesetzt werden, um den Gesprächsfluss allgemein etwas zu bremsen.

Konstruktive W-Fragen

Patienten fällt es meist leichter, offene Fragen zu generieren, wenn die Therapeutin ihnen gleichzeitig das Konzept der „konstruktiven W-Fragen“ näherbringt:

Mit „konstruktiven W-Fragen“ sind Fragen gemeint, die mit den Fragewörtern *wie, wer, wann, welche, woran* oder *wodurch* beginnen.

Übung: Einführung offene/konstruktive W-Fragen

Ziel: Vermittlung des Konzeptes konstruktiver W-Fragen.

Ablauf: Die Therapeutin lässt den Patienten wieder über ein aktuelles nicht belastendes Ereignis berichten (vgl. Übung S. 55). Zu Beginn benutzt sie *offene, konstruktive* W-Fragen, im weiteren Verlauf wechselt sie zu *geschlossenen* Fragen.

Reflexion: Gemeinsam erarbeiten Patient und Therapeutin die *Unterschiede* zwischen den Fragetypen und deren *Auswirkung* auf den Gesprächsverlauf.

Hinweis: Immer wieder wird darüber diskutiert, wie konstruktiv die Wörter „warum" und „wieso" in einer Gesprächssituation sind. Wenn die Therapeutin das Thema aufgreifen möchte, sollte sie den Patienten dafür sensibilisieren, dass die Fragewörter „warum" und „wieso" je nach Betonung und Kontext auch als Vorwurf verstanden werden können (z. B. „Was denken Sie, wie wirken sich unterschiedliche Betonungen auf die Botschaft aus?"). Für manche Patienten ist das aber auch bereits zu komplex, sodass die Therapeutin diese Fragewörter auch einfach ausklammern kann.

Vor allem für Patienten, die Schwierigkeiten haben, offene Fragen zu generieren, ist es sinnvoll, zunächst anhand alltäglicher Beispiele zu üben, geschlossene in offene Fragen umzuformulieren:

Übung: Praktische Anwendung offener/konstruktiver W-Fragen

Ziel: Praktisches Üben der Fertigkeit, konstruktive W-Fragen zu stellen.

Ablauf: Patient und Therapeutin simulieren eine Kontaktsituation, in die sich der Patient gut hineinversetzen kann. Dabei sollte keine allzu kurze Kontaktsituation ausgewählt werden, sondern beide Protagonisten sollten etwas Zeit haben, miteinander in Kontakt zu kommen (z. B. Fahrt in einem öffentlichen Verkehrsmittel, Warten an einer Bushaltestelle). Der Patient erhält die Aufgabe, seinem Gegenüber möglichst viele konstruktive W-Fragen zu stellen. Stellt der Patient tatsächlich konstruktive W-Fragen, reagiert die Therapeutin zugewandt und aktiv – der Gesprächsfluss verbessert sich. Stellt der Patient geschlossene Fragen, reagiert die Therapeutin wenig verstärkend und beantwortet die Fragen beispielsweise nur mit „ja" oder „nein" – der Gesprächsfluss verringert sich.

Reflexion: Die Therapeutin bittet den Patienten zu erzählen, wie er sich im Verlauf des Gespräches gefühlt und welche Reaktion er jeweils bei der Therapeutin wahrgenommen hat. Gemeinsam erarbeiten Patient und Therapeutin, in welchen Fällen es dem Patienten leichter oder schwerer gefallen ist, offene W-Fragen zu formulieren. Für manche Patienten ist es zudem hilfreich, zusätzliche Formulierungen aufzuschreiben, um weitere Beispiele zu generieren. Im Anschluss können die Rollen getauscht werden, um die Perspektivübernahme des Patienten zu verbessern und ihn noch mehr für das Thema zu sensibilisieren.

Hinweis: Bei sehr ängstlichen Patienten sollte die Therapeutin den Kontakt initiieren, d.h. die erste Frage stellen, um das Gespräch in Gang zu bringen. Die Therapeutin sollte vor Durchführung der Übung sichergehen, dass der Patient die Instruktion ausreichend verstanden hat und grundsätzlich in der Lage ist, diese umzusetzen, sonst wird der Patient möglicherweise unnötig frustriert. Sie sollte zudem darauf achten, den Patienten nicht „an die Wand zu spielen", sondern ggf. sogar versuchen, den Patienten durch „Prompting" oder „Soufflieren" etwas zu unterstützen (vgl. Kapitel 4.2).

Variante Gruppentherapie: Für die Gruppe kann man das Setting so verändern, dass die Teilnehmer reihum den aktiven Part übernehmen und die Interaktion fortführen (die Therapeutin spielt weiterhin den passiven Part). Wichtig ist dabei, dass ein positives Gruppenklima herrscht, weil gerade sozial ängstliche Patienten sich exponiert fühlen könnten. Die Übung sollte auf freiwilliger Basis durchgeführt werden und die Therapeutin sollte explizit darüber informieren, dass bereits genannte Fragen erneut gestellt werden dürfen.

Paraphrasieren

Paraphrasieren

Als letzte Basisvariable der Kommunikation wird die Bedeutung von *Paraphrasieren* (auch: „Spiegeln") für den Gesprächsverlauf thematisiert. Folgende Aspekte sollten dem Patienten vermittelt werden:

- Paraphrasieren bedeutet, *in eigenen Worten* kurz zu wiederholen, was der Gesprächspartner gesagt hat.
- Paraphrasierendes Gesprächsverhalten *signalisiert Interesse* und zeigt, dass man aufmerksam zuhört. Es wirkt sich positiv auf den Gesprächsfluss aus und ermutigt das Gegenüber, sich weiter zu öffnen.
- Durch gelegentliches Paraphrasieren lässt sich prüfen, ob die *Aussagen des anderen richtig verstanden* wurden. Auf diese Weise wird verhindert, dass die Gesprächspartner „aneinander vorbeireden".
- Diese Technik setzt man natürlich nicht nach jedem Satz des anderen ein, sondern nur gelegentlich (dann, wenn der andere eine Pause macht oder ein Thema beendet hat o.Ä.).

Die oben bereits beschriebene Übung zur praktischen Anwendung konstruktiver W-Fragen kann man in abgewandelter Form verwenden, um das Paraphrasieren zu üben. Manche Patienten haben zunächst *Hemmungen,* die Technik anzuwenden, weil sie Sorge haben, dass das Wiederholen von Inhalten des Gegenübers zu *gekünstelt* oder *sogar albern* wirkt. Die Therapeutin sollte auf diese Einwände unbedingt eingehen. Sie sollte dem Patienten darlegen, dass es im ersten Schritt darum gehen wird, die Technik im Allgemeinen zu üben. Und dass im zweiten Schritt besprochen wird, wie das Paraphrasieren so angewendet werden kann, dass es sich natürlich in den Gesprächsfluss einfügt:

Übung: Paraphrasieren

Übung: Paraphrasieren

Ziel: Praktisches Einüben der Fertigkeit „Paraphrasieren".

Ablauf: Patient und Therapeutin simulieren erneut eine Kontaktsituation, in die sich der Patient gut hineinversetzen kann. Dabei sollte keine allzu kurze Kontaktsituation ausgewählt werden, sondern beide Protagonisten sollten etwas Zeit haben, miteinander in Kontakt zu kommen (z.B. Fahrt in einem öffentlichen Verkehrsmittel, Warten an einer Bushaltestelle, vgl. zweite Übung S. 59). Die Therapeutin erzählt eine fiktive Geschichte. Nach jedem thematischen Abschnitt macht sie eine kurze Pause. Der Patient wird instruiert, jeweils einzuhaken und das Gehörte zu paraphrasieren „Verstehe ich das richtig, Sie haben also ...?"

Reflexion: In der Nachbesprechung gehen Patient und Therapeutin den Gesprächsverlauf gemeinsam durch und klären offene Fragen des Patienten. In der Nachbesprechung sollte Folgendes herausgearbeitet werden:

- Der Paraphrasierende sollte seinem Gegenüber das Gefühl geben, dass er ihn auch deshalb unterbricht, weil er ihn verstehen will. Hierzu kann die Therapeutin einige Formulierungsbeispiele geben (z.B. „Moment, Sie meinen also ...", Verstehe ich das richtig, Sie haben ...?").
- Paraphrasieren kann helfen, Missverständnisse aufzudecken, die sonst unbemerkt blieben (im Sinne von „Ich weiß doch eh, was der dazu denkt").
- Patient und Therapeutin können am Beispiel der Übung gemeinsam erarbeiten, wann es sich anbietet, die Technik anzuwenden (z.B. um Gesprächspausen zu überbrücken) und auf welche Weise der Patient die Zusammenfassungen in den Gesprächsfluss einbinden kann, ohne „künstlich" zu wirken. Dazu können Sie auch kürzere und längere Varianten der Technik durchspielen. Zusätzlich bietet sich an, immer wieder die Rollen zu tauschen. So wird die Perspektivübernahme des Patienten verbessert und er kann selbst ein Gefühl dafür entwickeln, wann welche Variante angemessen ist.

Kombination der einzelnen Techniken: Verwendung von Verstärkertechniken in Alltagssituationen

Verstärkertechniken in Realsituationen

Wenn dem Patienten die einzelnen Techniken geläufig sind, sollte geübt werden, sie alle zusammen in einer Gesprächssituation anzuwenden und auf eine natürlich wirkende Art und Weise in den Gesprächsfluss einzubetten. Einige Patienten müssen auch das zunächst noch einmal im Rollenspiel üben, andere benötigen diesen Zwischenschritt nicht. Sie können die verschiedenen Verstärkertechniken gleich als Hausaufgabe in einer Realsituation ausprobieren (vgl. Hausaufgabe, siehe unten). Für die Umsetzung im Therapiesetting kann eine Coverstory analog zur Übung auf Seite 61 gewählt werden (vgl. Van Dam-Baggen & Kraaimaat, 2007, S. 59).

Hausaufgabe: Verstärkertechniken in Realsituationen anwenden

Ziel: Üben von Gesprächstechniken im eigenen sozialen Umfeld.

Ablauf: Der Patient erhält die Aufgabe, in der kommenden Woche mit einem Bekannten ein Gespräch zu initiieren. Während des Gesprächs soll der Patient die „Verstärkertechniken" anwenden und die Reaktion des Gegenübers beobachten:

> Versuchen Sie einige der Verstärkertechniken, die wir besprochen haben, natürlich einfließen zu lassen. Beispielsweise könnten Sie an einer geeigneten Stelle kurz in eigenen Worten zusammenfassen, was der andere gesagt hat. Beobachten Sie auch, wie Ihr Gegenüber jeweils reagiert. Setzen Sie das Gespräch normal fort und erzählen Sie nicht, dass Sie gerade eine Übung ausführen.

Der Patient soll danach folgende Punkte protokollieren:

> Beschreiben Sie die Situation: Mit wem haben Sie gesprochen? Wo hat das Gespräch stattgefunden? Wann? Über welches Thema haben Sie gesprochen? Welche Techniken haben Sie angewendet? Wie reagierte Ihr Gegenüber?

Reflexion: Die Übung wird anhand des Gesprächsprotokolls sowie der Schilderungen des Patienten in der nächsten Sitzung nachbesprochen. Die Therapeutin bittet den Patienten, zu erzählen, welche Reaktion er jeweils beim Gegenüber wahrgenommen hat. Gemeinsam erarbeiten Patient und Therapeutin, an welcher Stelle noch Übungs- oder Klärungsbedarf besteht.

3.2.2 Angemessene Gesprächsinhalte finden: Small Talk und Selbstöffnung

Fallbeispiel: Herr K.

Herr K. ist 32 Jahre alt und lebt aktuell von Hartz IV. Der Patient berichtet, dass er sich zunehmend isoliert fühle, seit er vor 1,5 Jahren seinen Job als KFZ-Mechaniker verloren habe. Zwar habe er auch vorher schon wenige Kontakte gehabt, inzwischen könnten aber Tage vergehen, bis er mit jemandem ins Gespräch komme. Herr K. berichtet weiter, dass er sich schon immer schwergetan habe, auf andere Menschen zuzugehen. Vor seiner Arbeitslosigkeit habe er ein paar Bekannte gehabt; enge Vertraute oder gar Freunde habe er jedoch nicht. Er wisse auch gar nicht, wie er mit anderen Menschen näher in Kontakt kommen und worüber er mit ihnen reden solle, obwohl er sich eigentlich Kontakte wünschen würde.

Um in einem Gespräch den Gesprächsfluss aufrechtzuerhalten bzw. das Gespräch zu vertiefen, ist es notwendig, in einem angemessenen Ausmaß eigene Ansichten und Meinungen zu äußern. Vielen Patienten fällt das schwer, was unterschiedliche Ursachen haben kann:

Small Talk und Selbstöffnung

- Sehr isolierte Patienten, wie z. B. Herr K., haben häufig *Probleme, geeignete Themen* für ein Gespräch zu generieren. In diesem Fall kann es hilfreich sein, wenn die Therapeutin den Patienten bittet, sich zu verschiedenen Themenbereichen zu informieren, die für Small Talk oder auch erste Gesprächskontakte geeignet sind (Wetter, Veranstaltungen, Musik oder Themen, die sich direkt auf die Situation beziehen, in der man den Gesprächspartner gerade trifft, z. B. Bahnfahren). Im Rahmen einer Gruppentherapie kann man die Gruppe für ein Brainstorming nutzen und geeignete Themen zusammentragen lassen.
- Für manche Patienten ist die *Selbstöffnung an sich* ein Problem. Möglicherweise haben sie dysfunktionale Konzepte in Bezug auf sich selbst und ihre Umwelt (z. B. „Ich bin, so wie ich bin, nicht liebenswert", „Meine Meinung zählt nicht, da ich die Ereignisse um mich herum eh nicht richtig durchschaue" u. v. m.). Anderen fehlt ein Gefühl dafür, *welche Themen bei welchem Vertrautheitsgrad* angemessen sind (sie neigen zum Beispiel dazu, schnell zu intime (persönliche) Informationen preiszugeben (vgl. Fallbeispiel Herr F. auf S. 52).
- Wiederum andere Patienten haben *Vorbehalte gegenüber Small Talk* im Allgemeinen (z. B. „Das ist doch oberflächliches Gelaber. Und alles so falsch. Damit will ich keine Zeit verschwenden"). Diese Patienten verhalten sich in Erstkontakten manchmal ungeduldig oder sogar unwirsch und werten

ihre Gesprächspartner vorschnell ab (z. B. „Mit denen kann ich nichts anfangen"). Sie möchten zu schnell über zu vertraute Themen sprechen und übersehen, dass der Grad der Vertrautheit zum Gegenüber noch gar nicht erreicht ist, der dafür notwendig wäre.

Prinzipien der Selbstöffnung

In jedem Fall ist es hilfreich, Patienten für die Prinzipien der „Selbstenthüllung" oder „Selbstöffnung" zu sensibilisieren, die in der interpersonalen Kommunikation eine wichtige Rolle spielen: Selbstenthüllung besteht darin, dass jemand bewusst (persönliche) Informationen über das eigene Selbst zur Verfügung stellt, die dem anderen in diesem Augenblick sonst nicht zugänglich wären. Sie dient der Entwicklung einer Beziehung in Richtung positiver Affiliation, da die Reziprozitätsnorm in Kraft tritt. Es lassen sich *drei Stufen der Selbstöffnung* unterscheiden, die sich in einem Gedankenspiel erläutern lassen:

Stellen Sie sich vor Sie sitzen im Zug neben ...
- einer Person, die Sie vor 5 Minuten das erste Mal getroffen haben,
- einer Arbeitskollegin, die Sie bereits eine Weile kennen,
- einer guten Freundin.

Welche Dialoge empfinden Sie in welcher Situation als passend und warum?
- *Geringe Selbstöffnung:* „Ja, ich fahre auch bis Würzburg mit diesem Zug, dann steige ich in den Regionalexpress um."
- *Mittlere Selbstöffnung:* „Mein Mann und mein kleiner Sohn holen mich vom Bahnhof ab. Er war das erste Mal eine Woche mit ihm alleine. Ich habe die beiden ganz schön vermisst und freue mich, sie wiederzusehen."
- *Hohe Selbstöffnung:* „Letzte Woche war ich bei der Arbeit ganz schön unkonzentriert. Und dann die durchwachten Nächte mit meinem Sohn. Mein Chef ist bestimmt auch schon ganz unzufrieden mit mir. Manchmal habe ich das Gefühl, dass ich einfach nicht mehr weiter machen kann."

Anhand dieses oder eines ähnlichen Beispiels können Patient und Therapeutin gemeinsam die Faktoren erarbeiten, die das Ausmaß der Selbstöffnung steuern:
- Die *Vertrautheit zwischen den Gesprächspartnern:* Ein geringes Ausmaß an Selbstöffnung ist angemessen, um ein Small Talk-Gespräch mit einer Person zu beginnen, die man grade erst kennengelernt hat. Je nachdem wie sich das Gespräch entwickelt, kann es auch zu einem mittleren Level der Selbstöffnung kommen. Es sollte jedoch deutlich werden, dass ein hohes Ausmaß der Selbstöffnung bei einem Erstkontakt eher unwahrscheinlich ist.
- Das *Setting, in dem das Gespräch stattfindet:* Um das zu unterstreichen, kann die Therapeutin das Gedankenspiel von oben fortführen: „Stellen Sie sich

vor, Sie sitzen mit einer guten Freundin im Zug, während noch vier weitere Personen im gleichen Abteil sitzen“ vs. „Sie sitzen mit einer guten Freundin im sonst recht leeren Großraumwagen“.

- Das *Prinzip der Reziprozität:* Vor allem sehr isolierte Patienten sind manchmal zu „ungeduldig“ und geben zu schnell zu viele Informationen über sich preis (vgl. Fallbeispiel Herr F. auf S. 52). Es ist daher wichtig, zu erarbeiten, dass die Selbstöffnung von einer Person über kurz oder lang auch eine ähnliche Selbstöffnung des Gegenübers verlangt, da es sonst zu einer Dysbalance in der Kommunikation kommt. Erst dann können beide auf die nächste Stufe der Selbstöffnung wechseln und es kann eine noch stärkere Vertrautheit und Offenheit entstehen.

Neben den oben bereits angesprochenen *dysfunktionalen Konzepten in Bezug auf die eigene Person,* die Kontaktverhalten hemmen können (z. B. „Ich bin, so wie ich bin, nicht liebenswert“, „Ich bin uninteressant“ etc.) haben manche Patienten auch *ungünstige Konzepte dazu, welches Verhalten eine Person* bei einem Erstkontakt *überhaupt sympathisch* wirken lässt. Beispielsweise denken Sie, Sie müssen *besonders witzig* sein, den anderen durch *brillantes Wissen* beeindrucken, *besonders meinungsstark* erscheinen oder Ähnliches. Sie haben also überhöhte Ansprüche an sich selbst, die (1) kaum jemand erfüllen kann und die (2) nicht notwendigerweise zu einem sympathisch-wirkenden Verhalten führen. In der Behandlung sollten diese Konzepte herausgearbeitet und hinterfragt werden, ob und inwiefern Sie einem Kontaktaufbau im Wege stehen.

3.2.3 Signale für eine vorliegende Gesprächsbereitschaft aussenden und wahrnehmen

Fallbeispiel: Frau S.

Frau S. (53 Jahre) befindet sich in der Gruppentherapie. Sie sitzt zwar mit den anderen Teilnehmern im Kreis, nimmt aber nicht aktiv an der Gruppe teil. Ihre Körperhaltung ist verschlossen, ihr Blick wandert ins Leere, mit ihren Händen zupft sie gedankenverloren an ihrer Kleidung herum. Ihr Gesichtsausdruck ist teilnahmslos, sie verzieht keine Miene und gibt auf Nachfragen lediglich kurze, schleppende Antworten. Ihr Verhalten verunsichert die anderen Gruppenteilnehmer. Sie sind sich nicht sicher, ob es ihr schlecht geht oder sie vielleicht einfach keine Lust hat, zu reden. Das alles bekommt Frau S. nicht mit. Auf Rückfrage der Therapeutin meint sie, dass die anderen Patienten sie eben nicht mögen würden. Eigentlich wünsche sie sich mehr Kontakt, aber sie sei eben schon immer eine Außenseiterin gewesen, das würde sich wohl nie ändern.

Fallbeispiel: Frau R.

Frau R. (23 Jahre, Studentin) berichtet, dass sie starke Ängste habe, vor anderen nicht kompetent zu erscheinen und abgelehnt zu werden. Wenn sie sich mit jemandem unterhalte, den sie nicht gut kenne, fürchte sie sich davor, den Faden zu verlieren. Sie setze daher im Alltag oft eine desinteressierte Miene auf, um nicht angesprochen zu werden, obwohl sie sich eigentlich Kontakte wünsche. Pausen verbringe sie grundsätzlich auf dem Parkplatz in ihrem Auto, um nicht mit den anderen reden zu müssen. Sie habe das Gefühl, deswegen „schon komisch angeschaut" zu werden.

Viele Patienten haben Probleme (1) selbst Signale für eine vorliegende Gesprächsbereitschaft auszusenden oder aber (2) diese bei anderen wahrzunehmen und zu deuten (vgl. Fallbeispiel Frau S. und Frau R.). Zur Einleitung des Themas kann mit dem Patienten beispielsweise am Flipchart gesammelt werden, *welche Situationen sich prinzipiell zur Kontaktaufnahme eignen* (z. B. Fahrt in einem Verkehrsmittel wie Bahn, U-Bahn, Bus; Aufenthalt im Park, auf dem Spielplatz, im Café etc.). Im Folgenden wählt die Therapeutin eine Situation aus, in die der Patient sich einigermaßen hineinversetzen kann. Der Patient soll nun überlegen, *woran* er in einer solchen Situation erkennen könnte, *ob sein Gegenüber bereit zu einer Kontaktaufnahme ist.* Zur weiteren Vertiefung des Themas kann die Therapeutin auch ein Rollenspiel durchführen:

Gesprächsbereitschaft signalisieren

Übung: Signale der Gesprächsbereitschaft erkennen und einschätzen lernen

Ziel: Signale der Gesprächsbereitschaft erkennen lernen.

Ablauf: Die ausgewählte Situation wird nachgestellt. Der Patient erhält die Aufgabe, Kontakt zur Therapeutin aufzunehmen. Zu Beginn verhält sich die Therapeutin nicht gesprächsbereit (z. B. schaut in ein Buch, sitzt vom Patienten abgewandt, hat Kopfhörer in den Ohren, starrt auf ihr Handy), dann verändert sie ihr Verhalten (nimmt Blickkontakt auf, lächelt, wendet sich dem Patienten zu etc.).

Reflexion: Die Therapeutin erarbeitet gemeinsam mit dem Patienten nonverbale und verbale Signale für Gesprächsbereitschaft.

Hinweis: Die Therapeutin sollte den Patienten im Vorfeld genau über das Ziel der Übung instruieren, da sehr ängstliche Patienten zunächst verunsichert sein können, wenn die Therapeutin keine Gesprächsbereitschaft signalisiert.

Variante: Die Übung kann natürlich auch in der Gruppentherapie durchgeführt werden. In diesem Fall fungieren die nicht beteiligten Patienten als Beobachter.

Manchen Patienten fällt es leichter, zunächst *das Gegenteil von gesprächsbereitem Verhalten* zu erarbeiten – und dann *daraus auf Signale der Gesprächsbereitschaft zu schließen*. In diesem Fall könnte man folgendes Gedankenspiel durchführen:

Stellen Sie sich vor, Sie sitzen abends nach der Arbeit in der Bahn. Sie sind müde und kaputt und möchten *nicht* angesprochen werden. Was würden Sie tun?

In-vivo-Übung: Signale der Gesprächsbereitschaft im Alltag – selbst Beobachter werden

Ziel: Soziales Wissen erwerben und Selbstwahrnehmung stärken

Ablauf: Der Patient erhält die Aufgabe, sich in eine Situation zu begeben, in der eine Kontaktaufnahme prinzipiell möglich ist (Café, Park, U-Bahn, Bus, Zug etc.). Er soll (1) sich in die Nähe anderer Personen begeben, (2) nicht von sich aus Kontakt aufnehmen, aber auf Signale der Gesprächsbereitschaft bei anderen Personen achten, (3) sein eigenes Verhalten/seine eigene Ausstrahlung reflektieren und (4) ggf. beobachten, auf welche Weise zwischen anderen Personen eine Kontaktaufnahme erfolgt. Es empfiehlt sich, dass der Patient während oder unmittelbar nach den Übungen wichtige Aspekte protokolliert. Hierzu sollte ggf. ein im Vorfeld der Übung erarbeiteter Protokollbogen genutzt werden.

Reflexion: Auf Basis der Erfahrungen des Patienten werden die oben genannten Inhalte erneut reflektiert und konsolidiert.

Hinweis: Solche Übungen können für bestimmte Patienten bereits sehr schwierig sein (z. B. bei interferierender agora-/sozialphobischer Symptomatik oder bei akuter posttraumatischer Belastungsstörung). Die Therapeutin sollte das bei der Planung dieser Übung berücksichtigen, um den Patienten nicht zu überfordern.

3.2.4 Gespräche beenden bzw. unterbrechen

Fallbeispiel: Frau M.

Frau M. (42 Jahre, Mutter einer 3-jährigen Tochter) berichtet in der Therapie von dem letzten Elternabend in der Kita ihrer Tochter. „Nachdem wir uns alle vorgestellt hatten war noch etwas Zeit für persönliche Gespräche mit den anderen Eltern. Leider bin ich an einen sehr unangeneh-

> men Zeitgenossen geraten. Es handelte sich um den Vater eines der Kinder. Er hat mir den ganzen Abend lang nur von seinem hochbegabten Sohn erzählt. Ich bin dabei gefühlt immer kleiner geworden und wusste irgendwann gar nicht mehr, was ich sagen soll. Eigentlich wollte ich mich so gerne noch mit ein paar anderen Eltern unterhalten. Ich habe es aber einfach nicht geschafft, ihn zu unterbrechen oder mich auf irgendeine andere Weise loszulösen. Wie schade, ich wollte so gerne ein paar Kontakte knüpfen."

Gespräche beenden

Auch das *Beenden eines Gespräches* fällt vielen Patienten schwer (vgl. Fallbeispiel Frau M.). Das kann unterschiedliche Gründe haben. Zum einen könnten *dysfunktionale Konzepte* zugrunde liegen: Die Betroffenen haben beispielsweise Angst, unhöflich zu wirken oder jemanden vor den Kopf zu stoßen. Bei sozial sehr ängstlichen Personen kann es natürlich auch sein, dass der aktuelle Gesprächspartner als Sicherheitssignal dient, um angstbesetzte soziale Situationen (z. B. Gespräche mit unbekannten Personen) zu vermeiden.

An dieser Stelle der Behandlung sollte die Therapeutin die handlungsleitenden dysfunktionalen Kognitionen des Patienten sowie sein Vermeidungs- und Sicherheitsverhalten bereits kennen. Trotzdem empfiehlt es sich, zusätzliche handlungsleitende Kognitionen erneut zu explorieren. Im Anschluss kann die Therapeutin mit dem Patienten z. B. am Flipchart sammeln, auf welche Art und Weise Gespräche beendet oder auch unterbrochen werden können. Folgende Strategien werden häufig genannt:

Hilfreiche Strategien zur Beendigung von Gesprächen

- Nonverbale Verstärkung/Signale der Gesprächsbereitschaft reduzieren.
- Zeitpunkt nutzen, an dem natürliche Pause im Gespräch entsteht.
- Bei der Verabschiedung positive Gefühle äußern/Beziehungsebene ansprechen (z. B. „Hat mich gefreut ...").
- Bei der Verabschiedung Kontext aufgreifen (z. B. in Aussicht stellen, zu einem späteren Zeitpunkt noch mal darauf zurückzukommen).
- Je nach Setting eignen sich zur Verabschiedung auch Floskeln wie: „Ich gehe dann mal weiter", „Bis später", „Wir sehen uns noch" etc.

3.2.5 Praktisches Einüben komplexer Fertigkeiten

Ab diesem Abschnitt werden nun *komplexere* Übungen beschrieben, bei denen der Patient die oben dargestellten Einzelfertigkeiten im Rollenspiel kombiniert anwenden soll. Das Vorgehen zur Vorbereitung, Anleitung und Nachbesprechung von Rollenspielen wird in Kapitel 4.1 dargestellt.

Praktisches Einüben sozialer Kompetenzen bei Kontaktaufnahme

Einüben komplexer Fertigkeiten

Vor der Durchführung der Rollenspiele sollte die Therapeutin noch einmal die Themenbereiche Psychoedukation und Hierarchisierung aufgreifen und mit dem Patienten erneut die Beispielsituationen I durchgehen (vgl. Kapitel 3.2 sowie „Beispielsituationen I: Kontakte initiieren, Kommunikation aufrechterhalten und vertiefen“ im Anhang, S. 156). Im Anschluss sollten Patient und Therapeutin noch einmal die zentralen inhaltlichen Aspekte und Strategien zusammenfassen. Die Therapeutin sollte nochmals betonen, dass es im Folgenden darum geht, *beziehungsorientiertes Verhalten* einzusetzen („um Kontakt und Sympathie werben“). Im Anschluss kann den Patienten das „Informationsblatt I: Kontakte initiieren und vertiefen“ (vgl. Anhang, S. 151) ausgeteilt werden.

Merke

Die hier beschriebenen Situationen sind häufig *für sozial unsichere oder sehr isolierte Personen extrem angstbesetzt.* Der Grund dafür sind meist dysfunktionale Konzepte in Bezug auf die eigene Person, bzw. darüber, welche Reaktionen von anderen zu erwarten sind (z.B. „Mich finden eh alle unsympathisch“, „Die lachen mich doch aus“) oder aber auch Vorstellungen zu einem idealtypischen Kontaktverhalten (z.B. „Ich muss den richtigen Einstiegssatz finden, sonst ist eh alles zu spät“). Derartige dysfunktionale Konzepte können ein wichtiger Grund für exzessives Vermeidungsverhalten in der Vergangenheit sein. Die Therapeutin sollte darauf achten, diese Konzepte angemessen zu berücksichtigen.

Ein Kennzeichen der unter dem Situationstyp K (vgl. Kapitel 3.1.3) zusammengefassten Situationen ist, dass es keine festgelegte Strategie gibt, nach der sich die Betroffenen richten können. Die Situationen erfordern vom Handelnden dagegen eine hohe Flexibilität. Es geht darum, sich immer wieder neu auf die Situation einzustellen und auf das Gegenüber einzugehen. Vor allem ängstliche, sozial unsichere Patienten *suchen häufig nach Rückversicherung,* die Ihnen die Therapeutin an dieser Stelle aber nicht geben kann und sollte. Sie sollte vielmehr betonen, dass es keine Garantie gibt, die Sympathie des Gegenübers zu gewinnen, sondern dass es darauf ankommt, den Versuch zu unternehmen und dass das alleine schon einen Erfolg darstellt.

Übungen und Hausaufgaben

Hausaufgaben

Je nachdem wie schwerwiegend die interaktionellen Schwierigkeiten des Patienten und seine sozialen Ängste sind, empfiehlt es sich, zunächst mehrere prototypische Situationen an aufeinanderfolgenden Sitzungen im Rollenspiel zu üben. Erst danach sollte die Therapeutin dazu übergehen, den Patienten Übungen in vivo, aber noch mit therapeutischer Begleitung, durchführen zu lassen. Der nächste Schritt wären dann Hausaufgaben, die der Patient alleine durchführt. Der Vorbereitung, Anleitung und Reflexion von Hausaufgaben haben wir in diesem Buch einen eigenen Abschnitt gewidmet (vgl. Kapitel 4.3.1). Die Hausaufgaben sollten jeweils noch in der Therapiesitzung vorbereitet werden. Langfristig sollte der Patient sein eigenes Verhalten im Alltag zunehmend selbstständiger reflektieren und steuern.

Merke

Bei nicht sachgemäßer Vorbesprechung der Hausaufgaben können verschiedene Probleme auftreten (vgl. auch Kapitel 4.3.1). Beispielsweise kann es zu Überforderungssituationen kommen, die die Ängste der Patienten verstärken und die Compliance in die Behandlung schwer beeinträchtigen können (für einen allgemeinen Überblick zum Thema „Hausaufgaben" siehe z. B. Helbig-Lang & Petermann, 2012). Aus diesem Grund sollten die Hausaufgaben jeweils noch in der Sitzung ausführlich vorbereitet werden. Vor allem bei den ersten Hausaufgaben sollte die Therapeutin gemeinsam mit dem Patienten ein oder zwei Übungssituationen auswählen; überlegen, auf welche Weise sich die Situationen in den Alltag des Patienten übertragen lassen; was das Ziel des Patienten ist und welche positiven Selbstverbalisationen ihm bei der Durchführung der Aufgabe helfen können.

3.3 Fertigkeiten zum Äußern von Ansprüchen und Forderungen (Modul 3)

Die im Folgenden dargestellten therapeutischen Interventionen beziehen sich auf den Aufbau von basalen Verhaltensstrategien zum Durchsetzen von *Ansprüchen und Forderungen* gegenüber *fremden bis wenig bekannten Personen*. Das Kapitel ist in zwei Abschnitte unterteilt. Zunächst geht es um das Durchsetzen von berechtigten Forderungen. Im weiteren Verlauf werden Strategien zum Äußern von Wünschen und Bitten dargestellt. Im Anhang finden sich Beispiele für Situationen, die sich für die Durchführung von Rollenspielen zu diesen Themengebieten eignen (vgl. „Beispielsituationen II: Berechtigte Ansprüche durchsetzen" im Anhang auf S. 157 und „Beispielsituationen III: Um Sympathie werben und eine Bitte äußern" im Anhang auf S. 159).

3.3.1 Berechtigte Ansprüche durchsetzen

Fallbeispiel: Frau K. (69 Jahre)

„Neulich wollte ich für meinen Enkel ein Geburtstagsgeschenk kaufen. Leider habe ich dumme Kuh in der Aufregung nach der falschen Größe gegriffen. Eigentlich habe ich das noch im Geschäft gemerkt, aber ich habe mich in dem Moment nicht getraut, die Sachen direkt wieder umzutauschen. Die Verkäuferin hat so arrogant geguckt; die hätte mich bestimmt gefragt, ob ich das nicht vorher gewusst habe. Dann hätte ich wieder nicht gewusst, was ich sagen soll. Ich bin doch gerade so nah am Wasser gebaut. Es ist eben immer das Gleiche mit mir. Am besten ich bleibe übermorgen zu Hause und gehe nicht zum Geburtstag. Meiner Tochter bin ich eh eine Last.“

Psychoedukation und Hierarchisierung

Psychoedukation zu R-Situationen

Zur Einleitung des Themas empfiehlt es sich, mit dem Patienten wieder eine Reihe prototypischer Beispielsituationen für den Situationstyp zu besprechen. Hierfür kann die Therapeutin beispielsweise auf die „Beispielsituationen II: Berechtigte Ansprüche durchsetzen“ (vgl. Anhang auf S. 157) zurückgreifen. Bei der Diskussion von Beispielen für diesen Situationstyp sollte die Therapeutin folgende spezifische Aspekte herausarbeiten:

1. *Wissen zum Situationstyp vertiefen.* Bei der Betrachtung und Diskussion der Beispielsituationen kann herausgearbeitet werden, *welche Gemeinsamkeiten zwischen den Situationen bestehen,* um die wichtigsten Charakteristika des Situationstyp R erneut zu verdeutlichen: Es geht um Situationen in denen (vgl. Fallbeispiel Frau K.)
   - eine Person (hier: Frau K.) einen *berechtigten Anspruch* durchsetzen möchte (hier: ein Kleidungsstück umtauschen).
   - Dabei handelt es sich um Situationen im Kontakt mit *wenig bekannten bis unbekannten Personen* (hier: die Kassiererin in einem Bekleidungsgeschäft).

   Die Therapeutin kann zusätzlich erneut an die oben eingeführte Abbildung, die im Rahmen der Vermittlung der Situationstypen am Flipchart erstellt wird, erinnern (vgl. Kasten auf S. 43 in Kapitel 3.1.3). Sie sollte zudem zwischen *Forderungs- und Abgrenzungssituationen* differenzieren. Bei Letzteren geht es darum, eine (nicht gerechtfertigte) Anfrage abzulehnen.

Hierarchisierung

2. *Hierarchisierung.* Darüber hinaus erfragt die Therapeutin, welche Situationen dem Patienten leichter oder schwerer fallen würden und erarbeitet gemeinsam mit ihm seine spezifischen Bewertungen. Das Vorgehen ist in diesem Fall ähnlich dem Erstellen einer Situationshierarchie vor einer Exposition. Die Therapeutin kann die Situationshierarchie noch vertiefen, indem sie den Patienten fragt, welche spezifischen Gegebenheiten die verschiedenen Situationen leichter oder schwerer machen würden. Zusätzlich kann sie nach weiteren Situationen aus dem Alltag des Patienten fragen, z. B.:

Welche Erfahrungen haben Sie selbst damit gesammelt, etwas von anderen zu fordern, sich abzugrenzen und „Nein“ zu sagen? Welche Befürchtungen und Gefühle nehmen Sie bei sich selbst wahr, wenn Sie etwas fordern bzw. sich abgrenzen möchten?

Auf diese Weise erhält die Therapeutin ein differenziertes Bild von der Situationswahrnehmung und -bewertung des Patienten sowie seines Umgangs mit Alltagssituationen.

Verhaltensstrategien erarbeiten

3. *Erarbeitung von Verhaltensstrategien zur Durchsetzung von berechtigten Ansprüchen und Forderungen.* In der Folge erarbeitet die Therapeutin gemeinsam mit dem Patienten, welche Strategien generell hilfreich sind, um etwas zu fordern oder sich gegenüber anderen Personen abzugrenzen. Bei Bedarf kann die Therapeutin erneut an die Kriterien für sicheres, unsicheres und aggressives Verhalten erinnern (vgl. Tabelle 6, S. 47). Im Anschluss kann dem Patienten das „Informationsblatt II: Berechtigte Ansprüche durchsetzen“ (vgl. Anhang, S. 152) ausgehändigt werden.

Einüben der Kompetenzen im Rollenspiel

Kompetenzen im Rollenspiel üben

Im weiteren Verlauf leitet die Therapeutin zum praktischen Einüben sozialer Kompetenzen im Rollenspiel über. Die im Kasten aufgelisteten Aspekte sind *spezifisch* für die Durchführung von Rollenspielen zu berechtigten Ansprüchen und Forderungen relevant (für allgemeine Hinweise zur Durchführung von Rollenspielen vgl. Kapitel 4.1):

Hinweise zur Durchführung von Rollenspielen zu berechtigten Ansprüchen und Forderungen

- Da ziemlich basale Fertigkeiten geübt werden, sind manche Rollenspielsequenzen recht kurz. Das Problem bei zu kurzen Sequenzen ist, dass der Patient kaum eine Möglichkeit hat, sich bewusst als „Akteur“ zu erleben, vor allem wenn die Sequenz nicht so geplant wurde, dass sie dem Patienten realistisch erscheint und er sich auch wirklich in seine Rolle hineinversetzen kann. Die Therapeutin sollte bei der Vorbereitung den Patienten stark mit einbeziehen und gemeinsam mit ihm erarbeiten, wie die Situation gestaltet sein muss, damit er sich gut hineinfühlen kann.
- Vor allem sozial unsichere Personen haben häufig dysfunktionale Konzepte dazu, was es bedeutet, sich anderen Menschen gegenüber durchzusetzen bzw. welche Reaktionen von anderen zu erwarten sind. Diese sind häufig in der Lerngeschichte des Patienten begründet und können ein wichtiger Grund für exzessives Vermeidungsverhalten in der Ver-

gangenheit sein. Die Therapeutin sollte deswegen eventuelle dysfunktionale Konzepte des Patienten von Anfang an berücksichtigen.

- Häufig grübeln Patienten auch nach einer erfolgreichen sozialen Situation noch über ihr Verhalten und dessen mögliche negative Auswirkungen nach. Obwohl die oben beschriebenen Interaktionen sich auf den Umgang mit fremden Personen und eher flüchtige soziale Kontakte beziehen, kann das auch hier eine Rolle spielen. Mögliche dysfunktionale Kognitionen eines Patienten wären – bezogen auf eine „Zug-Situation" – beispielsweise: „Danach sitze ich noch 1,5 Stunden im gleichen Abteil. Was denken die anderen? Was ist, wenn dann die Stimmung total komisch ist? Das kann ich nicht aushalten." etc.
- Beim Durcharbeiten der Beispielsituationen stellen einige Patienten die Frage, warum an dieser Stelle keine Situationen aus dem beruflichen Setting im Umgang mit Vorgesetzten auftauchen. Dieser Bereich ist für viele Betroffene hoch relevant. Wendet man darauf das Rational zur Einteilung von Situationstypen an, entsteht häufig die Diskussion, ob diese Situationen dem Typ R oder B zuzuordnen sind. Viele Patienten argumentieren folgendermaßen: „Aber ich habe doch ein Recht auf die Einhaltung meiner Arbeitszeiten oder auf das Abfeiern von Überstunden" etc. Dem stimmen wir natürlich zu. Allerdings ist es in beruflichen Situationen (vor allem in kleinen und mittelständischen Betrieben, in denen ein Großteil der Arbeitnehmer in Deutschland tätig sind) auch wichtig, langfristig eine gute Beziehung zum Arbeitgeber aufrechtzuerhalten. Es handelt sich damit um eine klassische Mischsituation, die wir im weitesten Sinne dem Situationstyp B zuordnen würden. Allerdings sind in beruflichen Situationen Arbeitnehmer und Arbeitgeber selten auf der gleichen Hierarchieebene, zudem ist in solchen Situationen das Mitteilen von Gefühlen oft weniger funktional. Um diesen Einwänden zu begegnen und Patienten den Umgang mit „Verhandlungssituationen" näher zu bringen, haben wir den Situationskompass entwickelt. Diesen stellen wir in Kapitel 3.4.1 näher vor.

In-vivo-Übungen und Hausaufgaben

Hausaufgaben geben

Den allgemeinen Prinzipien zum Vorbereiten und Anleiten von In-vivo-Übungen als Hausaufgaben haben wir in diesem Buch einen eigenen Abschnitt gewidmet (vgl. Kapitel 4.3.1). Wenn der Patient mehrere Übungen im Rollenspiel durchgeführt und das Prinzip der Übungen angemessen umgesetzt hat, kann die Therapeutin dazu übergehen, den Patienten erste standardisierte Übungen zum Durchsetzen von berechtigten Ansprüchen und Forderungen in vivo *mit therapeutischer Begleitung* durchführen zu lassen (z. B. im Geschäft etwas umtauschen, an der Kasse etwas zurückgehen lassen etc.). Im nächsten Schritt soll der Patient dann *Hausaufgaben alleine durchführen.* Auf diese Weise kann der Patient die im therapeutischen Setting erarbeiteten Fertigkeiten zunehmend ins Selbstmanagement überführen und lernen, diese in alltäglichen Situationen anzuwenden. Auf der Übersicht „Beispielsituationen II: Berechtigte Ansprüche durchsetzen“ (vgl. Anhang, S. 157) finden sich einige Übungen, die sich leicht selbst umsetzen lassen bzw. die sich für den In-vivo-Kontext sowie für Hausaufgaben besonders eignen (z.B. im Restaurant eine Speisekarte erklären lassen, ein Produkt umtauschen etc.).

3.3.2 Um Sympathie werben und eine Bitte äußern

Psychoedukation und Hierarchisierung

Psychoedukation S-Situationen

Zur Einleitung des Themas bietet es sich an, dem Patienten wieder einige Beispiele für prototypische Situationen zu geben (vgl. „Beispielsituationen III: Um Sympathie werben und eine Bitte äußern“ im Anhang, S. 159 sowie das Beispiel im Kasten).

Beispiel für S-Situation

Sie sind in einer fremden Stadt unterwegs. Sie haben sich verlaufen und suchen nun nach dem schnellsten Weg zum Hauptbahnhof (Alternativ: Zu einem Museum, einem bekannten Platz etc.). Da Sie kein Smartphone dabeihaben, können Sie nicht selbst navigieren. Fragen Sie eine entgegenkommende Person, ob Sie Ihnen den Weg beschreiben kann.

Folgende spezifische Aspekte für den Situationstyp sollten erarbeitet werden:

1. *Wissen zum Situationstyp vertiefen.* Es wird herausgearbeitet, welche Gemeinsamkeiten zwischen den Situationen bestehen (Gemeinsamkeit: Ich möchte ein Bedürfnis erfüllt bekommen, obwohl ich eigentlich kein Anrecht darauf habe. Ich kenne mein Gegenüber nicht bzw. nur sehr wenig). Die Therapeutin kann diesen Situationstyp gegen den vorherigen kontrastieren, indem sie Folgendes erläutert:

   Im letzten Beispiel haben wir uns damit beschäftigt, auf welche Weise man gegenüber fremden Personen ein Bedürfnis durchsetzen kann. Es ging dabei aber immer um Anliegen, bei denen wir ganz klar im Recht waren. (...) Nun würde ich mir gerne eine andere Klasse von Situationen mit Ihnen anschauen (...) Ich habe hier zwar nicht das Recht auf die Erfüllung meiner Wünsche, aber ich darf sehr wohl eine Bitte äußern.

Vielleicht ist mein Gegenüber ja so nett und geht drauf ein. Dafür ist es allerdings wichtig, dass mich mein Gegenüber als sympathisch wahrnimmt. Ich muss also beziehungsorientiertes Verhalten einsetzen („um Sympathie werben“), um die Chance zu erhöhen, dass mein Bedürfnis erfüllt wird.

Hierarchisierung

2. *Hierarchisierung.* Erneut erarbeiten Therapeutin und Patient gemeinsam die spezifischen Bewertungen des Patienten, um ein differenziertes Bild von der Situationswahrnehmung und -bewertung des Patienten zu bekommen:

Welche spezifischen Gegebenheiten würden die verschiedenen Situationen für Sie erleichtern bzw. erschweren? Welche Erfahrungen haben Sie in ähnlichen Situationen gesammelt? Welche Befürchtungen und Gefühle nehmen Sie bei sich wahr?

Verhaltensstrategien erarbeiten

3. *Erarbeitung von Verhaltensstrategien.* In der Folge erarbeitet die Therapeutin gemeinsam mit dem Patienten, welche Strategien generell hilfreich sind, um gegenüber Personen, die man gar nicht oder nur sehr wenig kennt, um Sympathie zu werben und eine Bitte zu äußern. Hierbei hat es sich als hilfreich erwiesen, noch einmal die Strategien zu wiederholen, die für den Situationstyp „Kontakt“ erarbeitet worden sind:

Welche Strategien sind hilfreich, um zu Menschen, die ich nicht oder nur wenig kenne, zumindest kurzfristig einen positiven Kontakt aufzubauen?

Im Anschluss kann das „Informationsblatt III: Um Sympathie werben und eine Bitte äußern“ (vgl. Anhang, S. 153) ausgeteilt werden.

Einüben der Kompetenzen im Rollenspiel

Anschließend leitet die Therapeutin wieder zum praktischen Einüben sozialer Kompetenzen im Rollenspiel über. Folgende Aspekte sind spezifisch für die Durchführung von Rollenspielen bei diesem Situationstyp:

Hinweise zur Durchführung von Rollenspielen zum Sympathiewerben und eine Bitte äußern

- Die Situationen sind, genau wie die Situationen vom Situationstyp K, *deutlich komplexer als Situationen vom Typ R,* da es notwendig ist, sich auf das Gegenüber einzustellen, alle situativen Gegebenheiten mit einzubeziehen und flexibel auf den anderen zu reagieren. Es ist nicht möglich, sich im Voraus eine festgelegte Strategie zu überlegen und diese dann einfach „abzuarbeiten", wie es beispielsweise bei den R-Situationen der Fall ist. Das kann für sozial unsichere Patienten besonders schwierig sein, die in Interaktionssituationen ohnehin mit einer erhöhten Selbstaufmerksamkeit zu kämpfen haben. Es ist wichtig, dass die Therapeutin versucht, mögliche Schwierigkeiten des Patienten zu antizipieren und ihn gut auf das Rollenspiel vorbereitet (beispielsweise durch Zurückgreifen auf frühere Interventionen).
- Darüber hinaus sollte die Therapeutin betonen, dass das *Ergebnis dieser Situation auch stark vom jeweiligen Interaktionspartner und dessen momentaner Verfassung abhängig ist.* Natürlich ist es im sozialen Kompetenztraining immer wichtig, dass der Patient sich ein funktionales Ziel setzt, das in der eigenen Person (= im eigenen Verhaltensspielraum) liegt und realistisch umsetzbar ist. Bei diesem Situationstyp muss die Therapeutin aber besonders darauf achten, dass der Patient einen Erfolg des Rollenspiels nicht mit dem Einlenken der anderen Person gleichgesetzt (z.B. „Denken Sie daran, das Ziel ist lediglich, einen Versuch zu unternehmen ...").
- Bei diesem Situationstyp hat es sich auch bewährt, mit dem Patienten den für ihn selbst „individuell passenden Verhaltensstil" herauszuarbeiten. Im Gegensatz zum Situationstyp R, bei dem die Verhaltensrichtlinien eher „mechanisch" sind, besteht hier mehr Spielraum. Was auch bedeutet, dass es mehrere gute Möglichkeiten gibt zum Ziel zu gelangen, und es entsprechend wichtig ist, dass der gewählte Weg authentisch ist und zum Patienten passt.
- Einige Patienten haben *Vorbehalte* gegenüber diesem Situationstyp, weil sie das Verhalten als „Schleimerei" oder manipulativ empfinden. Die Therapeutin sollte diese Vorbehalte aufgreifen und mit dem Patienten diskutieren. Letztendlich geht es darum, dass der Patient die Rollenspiele für sich als Übung betrachtet und prinzipiell in die Lage versetzt wird, sich in den dargestellten Situationen sozial kompetent zu verhalten. Ziel ist das Erproben neuer Verhaltensweisen und das Experimentieren mit dem eigenen Verhaltensstil. Ob sich der Patient dann in der Realität auch tatsächlich so verhalten möchte oder nicht, kann er natürlich selbst entscheiden.

Übungen und Hausaufgaben

Hausaufgaben

Für die detaillierte Darstellung von allgemeinen Prinzipien zum Vorbereiten und Anleiten von In-vivo-Übungen und Hausaufgaben verweisen wir auf Kapitel 4.3.1. Unter den „Beispielsituationen III: Um Sympathie werben und eine Bitte äußern" (vgl. Anhang, S. 159) finden sich auch einige Situationen, die sich gut für In-Vivo-Übungen und Hausaufgaben adaptieren lassen (z. B. an der Kasse fragen, ob man vorgelassen wird; eine andere Person nach dem Weg fragen etc.).

3.4 Konfliktmanagement und langfristige positive Beziehungsgestaltung (Modul 4)

Im Folgenden geht es um Situationen, in denen die langfristige Aufrechterhaltung einer guten (oder zumindest neutral positiven) Beziehung zum Gegenüber wichtig ist. Da es sich um sehr komplexe Situationsanforderungen handelt, die sich je nach Setting auch noch einmal verändern (Umgang mit Freunden vs. Arbeitskontext), werden die verschiedenen Fertigkeiten in mehreren aufeinanderfolgenden Schritten geübt. Die einzelnen Abschnitte in diesem Kapitel sind modular aufgebaut, sodass die Therapeutin selbst auswählen kann, auf welche Aspekte sie in ihrer Behandlung besonders fokussieren möchte. Zu Beginn wird die Vermittlung von sehr basalen Fertigkeiten vorgestellt; sowohl Theorie als auch Übungen werden in der Folge immer komplexer. Eine Auswahl von Beispielsituationen für Rollenspiele findet sich im Anhang.

3.4.1 Einführung, Psychoedukation, Situationskompass

Psychoedukation
B-Situationen

Zur Einleitung des Themas kann die Therapeutin die „Beispielsituationen IV: Konfliktmanagement und langfristige positive Beziehungsgestaltung" (vgl. Anhang, S. 161 sowie Beispielsituation im Kasten) besprechen:

Beispiel für B-Situation

Sie planen einen gemeinsamen Urlaub mit Ihrem Partner bzw. Ihrer Partnerin. Leider haben Sie beide sehr unterschiedliche Vorstellungen davon, was einen gelungenen Urlaub ausmacht (während Sie im Urlaub lieber aktiv und unterwegs sind, möchte Ihr Partner bzw. Ihre Partnerin sich am liebsten entspannen, oder umgekehrt). Sprechen Sie Ihren Partner bzw. Ihre Partnerin auf das Thema an und versuchen Sie, einen Kompromiss zu finden.

Die Therapeutin wiederholt noch einmal die verschiedenen Situationstypen und erarbeitet, inwiefern sich dieser Situationstyp von den anderen unterscheidet. Zusätzlich erstellt sie gemeinsam mit dem Patienten wieder eine Situationshierarchie, um ein differenziertes Bild der Situationswahrnehmung und -bewertung des Patienten zu erhalten und eine Indikationsstellung für die folgenden Übungen vorzunehmen. Folgende Aspekte sollten von der Therapeutin herausgearbeitet werden:

Psychoedukation zum Situationstyp B

- Im Gegensatz zu den R- und den K-/S-Situationen geht es hier um den Umgang *mit mehr oder weniger bekannten* Personen. Der Grad der Bekanntheit kann dabei sehr unterschiedlich sein. Es werden sowohl Situationen mit nahen Bezugspersonen (Familie, Freunde), als auch mit dem weiteren sozialen Umfeld (Bekannte, Nachbarn, Arbeitskollegen) dargestellt.
- Es ist (aus verschiedenen Gründen) langfristig *wichtig, eine positive* (oder zumindest neutrale bis gute) *Beziehung* zu diesen Personen aufrechtzuerhalten.
- In den meisten Situationen habe ich selbst ein Bedürfnis, das ich anbringen möchte – der andere aber auch. Es geht darum, *sich auf irgendeine Weise zu einigen bzw. einen Kompromiss zu finden.*

Strategien für B-Situationen

Im Folgenden erarbeitet die Therapeutin gemeinsam mit dem Patienten, welche Strategien bei diesem Situationstyp allgemein hilfreich sind (siehe Kasten).

Für den Umgang mit bekannten Personen, zu denen ich langfristig eine gute Beziehung aufrechterhalten möchte, gilt:

- Ich habe ein bestimmtes *Bedürfnis,* aber *nicht unbedingt ein Recht* auf dessen Erfüllung.
- Die Rechtsfrage ist in diesen Situationen *wenig bis gar nicht relevant*. Diskussionen über allgemeine Normen sind häufig wenig zielführend.
- Ich habe aber das Recht, meine *Gefühle und Bedürfnisse zu äußern.*
- Generell ist es wichtig, *dem anderen zuzuhören,* zu versuchen, *seine Gefühle und Bedürfnisse zu verstehen und Verständnis zu äußern.*

Der Situationskompass

Situationskompass

Um die Komplexität der Situationsanforderungen innerhalb der B-Situationen abzubilden, hat sich der *Situationskompass* bewährt: Die unter dem Begriff B-Situationen zusammengefassten Situationen fokussieren auf verschiedene Settings: Es geht um berufliches Miteinander, nachbarschaftliche Begegnungen, aber auch den Umgang mit Freunden, der Familie oder der Partnerschaft. Die *Bedingungen* des sozialen Umfeldes und die *(Rollen-)Funktion* der Interaktionspartner können deshalb ganz verschieden sein und müssen vom Handelnden berücksichtigt werden. Auf der *interaktionellen Ebene* stellt sich beispielsweise die Frage,

- wie *groß die Nähe* zu der anderen Person ist (familiäres vs. berufliches Umfeld) und
- ob und wenn ja, *welche Hierarchie* zwischen den Personen besteht (Vorgesetzter bzw. Kollege).
- Im Situationskompass werden innerhalb der B-Situationen deshalb *verschiedene soziale Distanzen* berücksichtigt (nahe Bezugspersonen, z. B. Familie, Freunde vs. weiteres soziales Umfeld), denen gegenüber sich eine Person auch unterschiedlich stark öffnen kann (vgl. Ebenen der Selbstöffnung, Kapitel 3.2.2).

Situativ ist zudem zu berücksichtigen:

- wie wichtig dem Handelnden die *Aufrechterhaltung einer guten Beziehung* ist und
- wie wichtig dem Handelnden die *Durchsetzung des eigenen Zieles* in der jeweiligen Situation ist. In diesem Zusammenhang spielt auch die persönliche Vorgeschichte beider Personen eine Rolle (z. B. Wie gut ist die Beziehung aktuell? Geht es inhaltlich um einen bereits „lange schwelenden" Konflikt? u. Ä.).
- Im Situationskompass wird deshalb in Anlehnung an Bohus und Wolf-Arehult (2013) zwischen *beziehungsorientiertem und zielorientiertem (Durchsetzungs-)Verhalten* unterschieden.

Mit *beziehungsorientiertem Verhalten* ist gemeint, den Fokus vor allem darauf zu legen, die Beziehung zum Gegenüber aufrechtzuerhalten und zu verbessern. Mit *zielorientiertem (Durchsetzungs-)Verhalten* ist gemeint, deutlich für die eigenen Forderungen einzustehen, damit diese von anderen auch ernst genommen werden. Die Therapeutin sollte betonen, dass innerhalb der B-Situationen immer beide Aspekte bedeutsam sind, aber der Patient sich entscheiden kann, welchen Aspekt er stärker betonen möchte. Er soll sich also überlegen, welches Ziel er in welcher Situation verfolgt und sein Verhalten dann dementsprechend steuern.

Grafische Darstellung hilfreich

Der Situationskompass ist eine *grafische Darstellung der sozialen Bedingungen in Interaktionssituationen,* in der alle Situationstypen dargestellt sind (vgl. Abbildung 9). Er kann aus der bereits mehrfach erwähnten Darstellung zur Vermittlung der Situationstypen (vgl. Kapitel 3.1.3) direkt abgeleitet werden. Auf der linken Seite sind die R-Situationen abgebildet. Es besteht eine rechtliche Legitimation für die Forderung; die Personen selbst sind dem Handelnden weder bekannt, noch ist die Aufrechterhaltung der Beziehung aus irgendeinem Grund wichtig. Aus diesem Grund kann der Handelnde *ausschließlich auf zielorientiertes (Durchsetzungs-)Verhalten* fokussieren. Auf der rechten Seite befinden sich die K- und S-Situationen: Der Handelnde hat keine rechtliche Legitimation für seine Forderung; die Personen selbst sind dem Handelnden (zumindest noch) nicht bekannt. Um die Chance zu erhöhen, dass das Bedürfnis des Handelnden erfüllt wird, ist *beziehungsorientiertes Verhalten* notwendig. In der Mitte befinden sich die B-Situationen. Hier ist die Frage nach der rechtlichen Legitimation weniger relevant, dafür treten andere Variablen in den Vordergrund: In Abhängigkeit von der *sozialen Distanz* bzw. Hierarchie zum Gegenüber (hier angedeutet durch „nahe Bezugspersonen" vs. „Bekannte") ist ein unterschiedliches Ausmaß an Selbstöffnung angemessen. Zudem spielen situative Faktoren und das *individuelle Bedürfnis der Person in der jeweiligen Situation* eine Rolle (z.B. „Wie wichtig ist mir die Durchsetzung meines Zieles? Welche Vorgeschichte hat der Konflikt?). In Abhängigkeit davon, kann der Handelnde *eher auf zielorientiertes (Durchsetzungs-)Verhalten, oder aber beziehungsorientiertes Verhalten* fokussieren. Für eine erfolgreiche Bewältigung der Situation ist jedoch immer eine *Kombination aus beidem* notwendig.

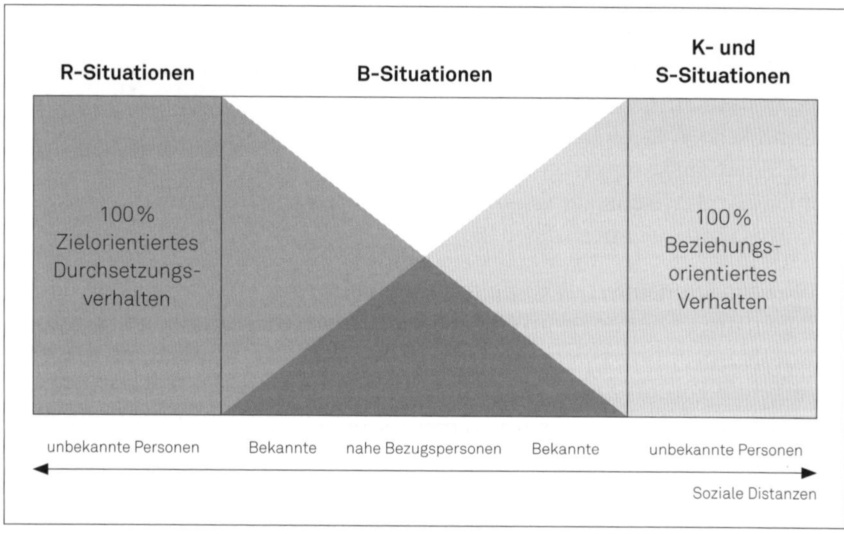

Abbildung 9: Der Situationskompass

Anforderungscharakter einschätzen

Ziel des Situationskompasses ist es, dass der Patient lernt, den Anforderungscharakter der Situation in Abhängigkeit von seinem eigenen Bedürfnis richtig einzuschätzen. Wenn die Therapeutin dem Patienten den Situationskompass erläutert hat, kann sie ihn dazu anregen, eine soziale Situation anhand folgender Fragen zu analysieren:

Wie ist der Bekanntheitsgrad zur anderen Person?
a) *Unbekannte Personen:* Bin ich im Recht?
   - Ich bin im Recht = R-Situation: Zielorientiertes (Durchsetzungs-)Verhalten.
   - Ich bin nicht im Recht = K- oder S-Situation: Beziehungsorientiertes Verhalten.

b) *Bekannte Personen:* Wie gut sind wir bekannt? Wie wichtig sind mir mein Ziel und die Beziehung zum Gegenüber?
   → In Abhängigkeit von Bekanntheitsgrad und Zielsetzung den Schwerpunkt eher auf beziehungs- oder zielorientiertes (Durchsetzungs-)Verhalten legen.

Merke

Es ist vom individuellen Bedürfnis der Person abhängig, welches Verhalten funktional ist. In Abhängigkeit davon ändert sich der Situationstyp bzw. der Anforderungscharakter der Situation. Dies sollte von der Therapeutin deutlich herausgearbeitet werden.

3.4.2 Soziale Kompetenz und Emotionsregulation

Eine funktionale Emotionsregulation ist die Voraussetzung dafür, dass eine Person Erregungen in einem angemessenen Rahmen halten und adaptiv auf emotionsauslösende Situationen reagieren kann. Sie ist damit essenziell für ein effektives Konfliktmanagement. Viele Patienten haben Schwierigkeiten damit, Gefühle bei sich selbst angemessen wahrzunehmen, diese auszudrücken und den Gefühlsausdruck anderer Menschen richtig einzuschätzen. Auch das ist von großer Bedeutung für eine funktionierende soziale Interaktion. Aus diesem Grund beinhalten viele Programme zur Stärkung sozialer Kompetenz auch einen Abschnitt zur Gefühlswahrnehmung und zum Ausdruck von Gefühlen.

3.4.3 Gefühle (und deren Funktion) erkennen und benennen

Einführung in das Thema

Gefühle erkennen und benennen

Zur Einleitung des Themas kann die Therapeutin den Patienten beispielsweise bitten, zu beschreiben, welche Gefühle er aus seinem Alltag kennt und die verschiedenen Gefühlswörter am Flipchart sammeln. Bei manchen Patienten bietet es sich auch an, das Thema anhand von *Emotionslisten* oder spielerisch anhand von *Cartoons und Bildern* zu erarbeiten. Solche Materialien eignen sich auch gut für die Gruppentherapie.

Im nächsten Schritt empfiehlt es sich, die verschiedenen Gefühle visuell zu systematisieren, um den Patienten noch vertrauter mit unterschiedlichen Emotionen zu machen. Möglichkeiten, Gefühle einzuordnen und zu systematisieren, werden in verschiedenen psychotherapeutischen Manualen vorgestellt. Sehr bekannt ist beispielsweise der „Gefühlsstern" von Stavemann (2014). Eine weitere ansprechende Möglichkeit bietet beispielsweise die „Landkarte der Gefühle" von Legenbauer und Vocks (2014).

Derartigen Visualisierungen werden dem Patienten zur Unterstützung bei der Einordnung seiner Gefühle vorgelegt – dieser hat dann die Aufgabe zu überlegen, welche individuellen Gefühle er den verschiedenen Feldern zuordnen kann. Neben den Basisemotionen (z. B. Freude, Ärger, Angst) sind häufig weitere Emotionen (z. B. Scham, Zuneigung, Neid) dargestellt, die sich als sinnvoll zur Differenzierung verschiedener Gefühlszustände erwiesen haben. Darüber hinaus werden in diesen Modellen auch die verschiedenen Intensitäten von Gefühlen berücksichtigt. Es empfiehlt sich, dass der Patient im weiteren Verlauf bekannte Gefühlszustände selbst den verschiedenen Intensitäten zuordnet. Hat der Patient diese Zuordnung vorgenommen, wird mit ihm anhand individueller Beispiele erarbeitet, mit welchen *Gedanken* und *körperlichen Symptomen* die Gefühle einhergehen können.

Die Signalfunktion von Gefühlen – eigene Bedürfnisse wahrnehmen

Fallbeispiel: Herr R.

Herr R. (48) berichtet, dass es in der Ehe in letzter Zeit zu Problemen käme, was größtenteils seine Schuld sei, da er seiner Frau nicht gerecht werden könne. Diese kümmere sich zu Hause um den kleinen Sohn, sei vielseitig interessiert und tatkräftig. Er sei dagegen „nicht belastbar genug" und nach der Arbeit oft einfach zu kaputt, um etwas mit ihr zu unternehmen. Zudem sei er ihr zu ruhig und langweilig. Letztens habe ihn seine Frau beim Sport angemeldet, da er vorher gar keine eigenen Interessen gehabt habe. Auch sonst überlasse er ihr größtenteils die Planung von Alltag und Freizeit, da sie „in solchen Dingen einfach besser" sei als er. Herr R. berichtet, dass es ihm schon immer schwergefallen sei, seine eigenen Bedürfnisse zu erkennen und zu verfolgen. Er sei eben „harmoniesüchtig" und könne nur schwer allein sein. Manchmal denke er, dass ihm Freundschaften einfach mehr bedeuten würden als den meisten Menschen.

Viele Patienten haben dysfunktionale Annahmen über sich selbst und ihre Umwelt, die den Ausdruck von Gefühlen, Wünschen und Bedürfnissen verhindern. Daher sollte im Laufe der Behandlung immer wieder der Anspruch darauf thematisiert werden, eigene Gefühle, Ansichten und Bedürfnisse zu haben und diese auch anderen gegenüber zu äußern. Manche Patienten haben bereits Schwierigkeiten, *ihre eigenen Bedürfnisse überhaupt wahrzunehmen* (wie z. B. Herr R. aus dem Fallbeispiel). In diesem Fall kann es sinnvoll sein, die *Funktion von Gefühlen als Signal für eigene Bedürfnisse* zu erarbeiten.

Signalfunktion von Gefühlen wahrnehmen

3.4.4 Nonverbaler Ausdruck von Gefühlen

Es ist wichtig, Patienten zu vermitteln, auf welche Weise Emotionen ausgedrückt werden können. Dafür erinnert die Therapeutin den Patienten erneut an die Unterscheidung zwischen verbalem, nonverbalem und paraverbalem Verhalten (vgl. Kapitel 3.1.4) und erarbeitet gemeinsam mit dem Patienten, auf welche Weise *Gefühle* nonverbal ausgedrückt werden können. Das Thema lässt sich gut anhand der folgenden Übung vertiefen. Diese eignet sich auch besonders gut für die Gruppentherapie:

Nonverbaler Ausdruck von Gefühlen

Übung: Nonverbaler Ausdruck von Emotionen I

Ablauf: Die Übung kann sowohl in 2er-Dyaden als auch in der Großgruppe durchgeführt werden. Die Therapeutin verteilt an die einzelnen Gruppenmitglieder Kärtchen, auf denen jeweils ein Emotionswort abgebildet ist. Die Therapeutin gibt den Teilnehmern kurz Zeit, sich in das entsprechende Gefühl hineinzuversetzen. Danach sollen sie das Gefühl vor der Gruppe nonverbal darstellen. Die anderen Gruppenmitglieder haben die Aufgabe, zu erraten, um welches Gefühl es sich jeweils handelt, und zu berichten, woran sie das erkannt haben.

Reflexion: Die Therapeutin trägt diese Eindrücke auf dem Flipchart zusammen und erarbeitet auf diese Weise nonverbale Aspekte des Emotionsausdrucks.

Im Rahmen der folgenden Gruppenübung wird neben dem nonverbalen Ausdruck von Emotionen zusätzlich die individuelle Wahrnehmung eigener Gefühle geübt sowie die Problematik einer indirekten Kommunikation von Emotionen herausgearbeitet:

Übung: Nonverbaler Ausdruck von Emotionen II[2]

Ablauf: Die Patienten sollen sich zunächst auf ihren momentanen Gefühlszustand konzentrieren. Die Therapeutin gibt den Patienten etwas Zeit, sich in das Gefühl hineinzuversetzen. Dabei sollen sie sich überlegen, auf welche Weise sie das Gefühl am besten ausdrücken können. Im Anschluss werden 2er-Dyaden gebildet; diese setzen sich jeweils aus einem Akteur und einem Beobachter zusammen. (a) Der Akteur hat zunächst die Aufgabe, dem Beobachter nur durch nonverbale Signale mitzuteilen, wie er sich fühlt. Der Beobachter notiert seine Eindrücke und überlegt, welches Gefühl der andere darstellen könnte. (b) Im weiteren Verlauf soll der Akteur sein Gefühl zusätzlich anhand von indirekten Aussagen beschreiben (z. B. Müdigkeit: „Ich hatte einen echt langen Tag"). Der Beobachter soll erneut seine Eindrücke notieren und aufschreiben, um welches Gefühl es sich handeln könnte.

Reflexion: Im Anschluss tauschen sich die Patienten zunächst innerhalb der Dyaden über die Übung aus. Der Akteur berichtet, welches Gefühl er darstellen wollte und der Beobachter erläutert, ob (und wenn ja, woran) er das Gefühl erkannt hat und welche Schwierigkeiten dabei aufgetreten sind. Danach wird die gesamte Übung in der Großgruppe besprochen. Dabei sollte herausgearbeitet werden (1) woran die Akteure ihr eigenes Gefühl erkannt haben, (2) auf welche Weise sie es ausgedrückt haben/bzw. es ausdrücken wollten und (3) ob und woran der Beobachter erkannt hat, welches Gefühl gemeint war.

Ziel der Nachbesprechung ist es, dass die Therapeutin die Schwierigkeiten, die bei einer indirekten Kommunikation von Gefühlen auftreten können, nachvollziehbar herausarbeitet und dabei Quellen möglicher Missverständnisse aufdeckt. Im weiteren Verlauf kann dann besprochen werden, in welchen interpersonalen Situationen es sinnvoll ist, Gefühle explizit verbal auszudrücken.

3.4.5 Direkter verbaler Ausdruck von Gefühlen

Der direkte und konkrete Ausdruck der eigenen Gefühle bereitet vielen Patienten Probleme und muss häufig intensiv geübt werden. Zunächst sollte die Therapeutin anhand eines oder mehrerer Beispiele verdeutlichen, was genau

2 Weitere Ideen für solche und ähnliche Übungen vgl. auch Alsleben und Hand (2013, S. 110 ff.) sowie Legenbauer und Vocks (2014, S. 207 ff.).

mit einem „direkten Ansprechen von Gefühlen“ gemeint ist. Im Folgenden sollte sie erläutern, dass eine indirekte Kommunikation von Gefühlen zu Ungenauigkeiten und damit zu Missverständnissen mit anderen Personen führen kann.

Ausdruck von Gefühlen üben

Um den direkten Ausdruck von Gefühlen zu üben, hat es sich bewährt, dem Patienten mehrere Beispielsituationen vorzugeben, in denen die handelnde Person ihre Gefühle nur indirekt ausdrückt (vgl. Übung, siehe Abbildung 10). Im ersten Schritt sollen sich die Patienten die jeweiligen Situationen durchlesen und versuchen, das Gefühl zu identifizieren, dass in der jeweiligen Aussage versteckt ist. Im zweiten Schritt sollen sie sich dann eine alternative Aussage überlegen, in der das Gefühl direkt ausgedrückt wird. Patienten unterscheiden sich mitunter sehr darin, wie gut ihnen diese Aufgabe gelingt. Unter Umständen muss die Therapeutin zunächst etwas nachhelfen, um dem Patienten zu vermitteln, auf welche Weise Gefühle direkt ausgedrückt werden können (konkret, Ich-Gebrauch). Ausführliche Arbeitsmaterialien finden sich beispielsweise bei Hinsch und Pfingsten (2015) sowie bei Stenzel und de Veer (in Vorb.).

Situationsvariablen berücksichtigen

Situationsvariablen berücksichtigen

Die Therapeutin sollte an dieser Stelle erneut betonen, dass es nicht in jeder Situation zielführend ist, seine Gefühle offen zu kommunizieren, bzw. dass es einen Unterschied machen kann, *wem* eine Person *in welcher* Situation *was* von sich preisgibt. Um dies zu verdeutlichen, kann sie wieder den Situationskompass heranziehen, auf dem innerhalb der B-Situationen verschiedene soziale Distanzen angedeutet sind (vgl. Kapitel 3.4.1). Zwar ist es im Umgang mit nahen Bezugspersonen wichtig, sich zu öffnen (eigene Gefühle und auch Schwächen preis geben, kann sympathisch wirken und Nähe erzeugen), trotzdem ist dabei eine gewisse Reziprozität wichtig. Im Umgang mit weniger bekannten Personen oder in offiziellen Kontexten kann es dagegen hinderlich sein, Gefühle wie Ängste oder Schwächen zu zeigen. Die Therapeutin kann zur Verdeutlichung folgendes Beispiel mit dem Patienten durchgehen:

Beispiel: Situationsvariablen berücksichtigen

- Frau sagt zu ihrer *Freundin* nach einem Treffen mit Arbeitskollegen: „Ach, das war doch echt bescheuert, was ich vorhin gesagt habe. Ich habe mich total blamiert!“
- Frau sagt zu ihrer *Vorgesetzten* nach einem Treffen mit Arbeitskollegen: „Ach, das war doch echt bescheuert, was ich vorhin gesagt habe. Ich habe mich total blamiert!“

Übung zum direkten verbalen Ausdruck von Gefühlen

Bitten lesen Sie sich die Situationen in der linken Spalte durch. Versuchen Sie dann das Gefühl der handelnden/sprechenden Person zu identifizieren, dass in der jeweiligen Aussage versteckt ist. Manchmal gibt es hierfür auch mehrere Möglichkeiten. Im nächsten Schritt überlegen Sie sich bitte eine alternative Aussage, in der das Gefühl direkt angesprochen wird.

Situation	In der Äußerung verstecktes Gefühl	Alternativer und direkter Ausdruck des Gefühls
Eine Mutter sagt zu ihrer Tochter, die den geplanten Besuch kurzfristig abgesagt hat: „Nein, du musst mich am Wochenende nicht besuchen. Ich bin es inzwischen ja gewöhnt, ständig alleine zu sein. Ich wäre in meinem Zustand eh kein guter Gesprächspartner."	Enttäuschung	„Oh wie schade, ich hatte mich schon so auf dich gefreut. Jetzt bin ich enttäuscht. Bitte sag mir doch das nächste Mal früher ab."
Eine Frau sagt zu ihrer Kollegin, die zum wiederholten Male einen wichtigen Geschäftstermin unter einem Vorwand abgesagt hat: „Klar. Und ich soll den Karren wieder aus dem Dreck ziehen! Ich mache ja sowieso immer alles hier. Ganz toll, wirklich!	Ärger	„Ich ärgere mich, dass ich deinen Termin mit übernehmen soll. Ich möchte, dass du das das nächste Mal im Vorfeld mit mir absprichst."

Abbildung 10: Beispiel zur Erarbeitung des direkten verbalen Ausdrucks von Gefühlen

Interpersonelle Schwierigkeiten und Konflikte können auch durch eine eingeengte Variabilität von Handlungskonzepten des Patienten entstehen („Rollen-Diffusion"). Es ist wichtig, dem Patienten zu vermitteln, dass beispielsweise am Arbeitsplatz häufig ein eher „distanziertes, kooperatives Verhältnis" besteht (im Gegensatz zu „Freundschaftsbeziehungen") und zu Vorgesetzten eine eher „sachbezogene Kooperation" wichtig ist (bei unangemessenen Erwartungen bezüglich emotionaler Zuwendung oder emotionaler Unterstützung sind Misserfolgs- und Zurückweisungserlebnisse häufig vorprogrammiert). Die Therapeutin kann hierzu eine Art „zweites Diskriminationstraining" durchführen, und gemeinsam mit dem Patienten erarbeiten, wann es sinnvoll ist, seine Gefühle zu äußern und wann nicht.

3.4.6 Eigene Bedürfnisse äußern und sich abgrenzen

Die vorangegangenen Abschnitte (vgl. Kapitel 3.4.2 bis Kapitel 3.4.5) haben sich mit dem Thema Emotionen (Gefühle erkennen, benennen und äußern) beschäftigt. Dabei handelte es sich sozusagen um „Vorübungen" für das Äußern von Bedürfnissen in B-Situationen. Nun geht es um das praktische Einüben komplexerer sozialer Fähigkeiten (in Bezug auf B-Situationen) in Rollenspielen.

Äußerung eigener Bedürfnisse und Abgrenzung von anderen Personen

Der Abschnitt knüpft auch an die Themen des Kapitels 3.3 an. Es geht nun jedoch nicht mehr darum, gegenüber unbekannten Personen berechtigte Ansprüche und Forderungen durchzusetzen, sondern bei Menschen, mit denen man *langfristig eine positive Beziehung* aufrechterhalten möchte. Damit verändern sich automatisch auch die Ziele des Patienten. Neben dem Anliegen, ein Bedürfnis durchzusetzen oder sich abzugrenzen, geht es nun also auch darum, langfristig eine positive Beziehung zum Gegenüber aufrechtzuerhalten (wir sprechen deshalb auch nicht mehr von „Fordern", sondern davon, „eigene Bedürfnisse durchzusetzen"). Dadurch verändern sich die Situationsanforderungen und die soziale Situation wird komplexer (vgl. Kapitel 3.4.1).

Merke

Einschränkend muss an dieser Stelle gesagt werden, dass es selbstverständlich auch Menschen geben kann, die dem Patienten „bekannt" sind, bei denen er jedoch *weder den Willen noch die Notwendigkeit* (wie sie z. B. durch ein berufliches Verhältnis gegeben wäre) verspürt, die Beziehung langfristig aufrechtzuerhalten und positiv zu gestalten. Diese Differenzierung sollte die Therapeutin beachten.

Einüben der Fertigkeiten im Rollenspiel

Verhaltensregeln erarbeiten und einüben

In den meisten Fällen hat die Therapeutin die „Beispielsituationen IV: Konfliktmanagement und langfristige positive Beziehungsgestaltung" (vgl. Anhang, S. 161) bereits besprochen, um das Thema einzuleiten (vgl. Kapitel 3.4.1). Um auf das Unterthema „Eigene Bedürfnisse äußern" hinzuleiten, kann die Therapeutin nun die dazu passenden Situationen heranziehen und anhand dieser Beispiele gemeinsam mit dem Patienten erarbeiten, welche Verhaltensaspekte wichtig sind, wenn eine Person im Umgang mit ihr bekannten Personen ihre Bedürfnisse äußern möchte. Anschließend kann die Therapeutin das entsprechende Informationsblatt austeilen (vgl. „Informationsblatt IVa: Eigene Bedürfnisse äußern und sich abgrenzen" im Anhang, S. 154).

Merke

Die verschiedenen Trainings sozialer Kompetenzen unterscheiden sich darin, ob Patienten dazu geraten wird, *einen konkreten Grund* zu nennen, wenn sie sich abgrenzen. Wir sehen diesen Aspekt als „optional" an: Die Patienten sollen lernen, dass es prinzipiell in Ordnung ist, eine Anfrage auch ohne Angabe eines Grundes abzulehnen. Alles andere könnte zu Notlügen verleiten.

Wenn dem Patienten die Strategien zur Äußerung von Bedürfnissen (B-Situationen) geläufig sind, leitet die Therapeutin zu den Rollenspielen über, in denen die jeweiligen Fertigkeiten praktisch eingeübt werden.

Merke

Wie bereits erwähnt, sehen die meisten Trainings sozialer Kompetenz vor, im Rahmen der Rollenspiele zunächst mit standardisierten Situationen zu arbeiten. Erst wenn die Teilnehmer die Fertigkeiten grundsätzlich beherrschen, werden auch individualisierte Situationen aus dem persönlichen Umfeld der Betroffenen einbezogen, im therapeutischen Setting in Rollenspielen geübt und schließlich als Hausaufgabe in den Alltag transferiert. Bei B-Situationen ist das besonders relevant; zum einen, weil viele Patienten dysfunktionale Beziehungsmuster zu Bezugspersonen haben; zum anderen, weil im Umgang mit bekannten Personen auch dysfunktionale Konzepte und starke Emotionen der Patienten besonders aktiviert werden können.

Einüben der Fertigkeiten als Hausaufgabe

Da es sich bei den B-Situationen um Situationen handelt, die sich per definitionem im individuellen Umfeld der Betroffenen abspielen, verändern sich nun auch die Voraussetzungen für das Durchführen von Hausaufgaben. Bisher konnte der Patient In-vivo-Übungen weitgehend anhand standardisierter Situationen durchführen (z.B. einen ersten Kontakt knüpfen (vgl. Kapitel 3.2), etwas umtauschen (vgl. Kapitel 3.3.1) oder an der Kasse vorgelassen werden (vgl. Kapitel 3.3.2). Das ist nun nicht mehr möglich. Um einen guten Verhaltensaufbau zu ermöglichen, empfehlen wir deshalb ein schrittweises Vorgehen:

1. Übung prototypischer Situationen im Therapiesetting (Rollenspiel),
2. Übung individualisierter Situationen aus dem Alltag des Patienten im Therapiesetting (Rollenspiel),
3. Durchführung individualisierter Übungen im Umfeld des Patienten als Hausaufgabe.

Bevor der Patient Hausaufgaben zum Äußern eigener Bedürfnisse im persönlichen Umfeld durchführt, bietet es sich an, zunächst Kapitel 3.4.7 zum Äußern konstruktiver Kritik und zum Lösen von Konflikten zu besprechen, da beide Situationsanforderungen im Alltag ineinander übergehen können (aus dem Äußern von Bedürfnissen entsteht eine Situation, in der Fähigkeiten zur Konfliktlösung erforderlich sind).

3.4.7 Konstruktive Kritik äußern und Konflikte lösen

Konstruktive Kritik

In diesem Abschnitt geht es um die Äußerung konstruktiver Kritik und um Konfliktlösung (vgl. entsprechende Situationen unter den „Beispielsituationen IV: Konfliktmanagement und langfristige positive Beziehungsgestaltung" im Anhang, S. 161). Zur Einleitung dieses Themenbereiches hat es sich bewährt, den Patienten zunächst zu fragen, welche *Erfahrungen* er selbst im Umgang mit Kritik gemacht hat, z. B. was ihm schwerer fällt: andere zu kritisieren oder selbst mit (berechtigter und unberechtigter) Kritik umzugehen. Auf diese Weise erhält die Therapeutin ein gutes Bild vom Umgang des Patienten mit Konfliktsituationen im Alltag und kann sich bereits auf mögliche „kognitive Fallen" des Patienten vorbereiten, die sie in späteren Interventionen aufgreifen kann (z. B. „Meine Ansichten nimmt eh niemand ernst.", „Der andere ist mir überlegen, wenn ich jetzt etwas kritisiere, argumentiert der mich in Grund und Boden.", „Wenn ich im Umgang mit anderen unbequem werde, gefährde ich die Beziehung."). Im Folgenden erarbeiten Therapeutin und Patient gemeinsam die Unterschiede zwischen konstruktiver und nicht konstruktiver Kritik:

**Gedankenspiel zur Psychoedukation:
Konstruktive und destruktive Kritik**

Ziel: Vermittlung des Unterschiedes zwischen konstruktiver und nicht konstruktiver (destruktiver) Kritik.

Ablauf: Die Therapeutin bittet den Patienten, sich in eine Konfliktsituation zwischen zwei Personen hineinzuversetzen, die er sich gut vorstellen kann (z. B. Paar, das sich über die Hausarbeit streitet). Dann spielt sie dem Patienten verschiedene Formen der Kritik vor („Stellen Sie sich vor, Person X würde zu Person Y folgendes sagen").

Die Therapeutin spielt zunächst *destruktives Konfliktverhalten* vor:
- Vorwürfe (z. B. „Du nimmst mich überhaupt nicht ernst!").
- Persönliche Angriffe und Abwertungen (z. B. „Entweder du machst das mit Absicht oder du bist einfach völlig dumm!").
- Generalisierungen (z. B. „Immer musst du alles übertreiben!").
- Zum Rundumschlag ausholen („Und außerdem ärgert mich an dir ...").

Im Anschluss stellt sie *konstruktives Konfliktverhalten* dar. Die Therapeutin bittet den Patienten, jeweils zu berichten, welche Reaktion das Verhalten bei ihm ausgelöst hat (Gedanken, Gefühle, Körperreaktionen, Verhalten). Sie exploriert weiter, welche Reaktionen wohl andere Personen zeigen würden (am besten jemand, der dem Patienten unähnlich ist; bei einem sehr zurückhaltenden Patienten vielleicht die aufbrausende Schwester u. Ä.), um die Auswirkungen von Konfliktverhalten darzustellen (ähnlich der Arbeit mit dem Kiesler-Kreis, vgl. Kapitel 3.1.4).

Reflexion: Therapeutin und Patient erarbeiten auf Basis der Übung gemeinsam das Wesen und die Unterschiede zwischen konstruktiver und nicht konstruktiver Kritik.

Variante Gruppentherapie: Die Übung lässt sich in ähnlicher Form auch gut in der Gruppe durchführen. In diesem Fall spielen Therapeutin und (wenn möglich) Co-Therapeutin eine Szene vor und erarbeiten mit der gesamten Gruppe die Unterschiede zwischen konstruktiver und nicht konstruktiver Kritik.

Regeln zum Konfliktlösen – Was ist konstruktive Kritik?

Im Rahmen der oben beschriebenen Übung wurden mit den Patienten die wesentlichen Aspekte konstruktiver und nicht konstruktiver Kritik herausgearbeitet. Diese Information wird nun genutzt, um *basale Richtlinien zum Anbringen konstruktiver Kritik* zu formulieren. Das Thema Konfliktlösen ist ein wichtiger Schwerpunkt vieler Programme zum Aufbau sozialer Kompetenzen oder zur Paarkommunikation. Meist werden dabei ähnliche Aspekte erarbeitet. Rosenberg (2016) schlägt vier Schritte für eine konstruktive Konfliktlösung vor:

Gewaltfreie Kommunikation

Schritte der gewaltfreien Kommunikation nach Rosenberg (2016)

1. Individuelle Beobachtung(en) mitteilen: Bezug auf eine konkrete Situation, ohne Bewertung des Verhaltens (Patient soll eine Ich-Botschaft aussenden).
2. Eigene Gefühle (bzw. Befindlichkeiten) ausdrücken.
3. Eigene Bedürfnisse erklären (Begründung der Befindlichkeit).
4. Einen konkreten Veränderungsvorschlag machen (klare Bitte und Wünsche ansprechen).

Verhaltensregeln erarbeiten

Den Patienten lässt sich dieses leicht verständliche Modell im Allgemeinen gut vermitteln. Die Therapeutin sollte in diesem Kontext noch einmal unterstreichen, dass sich der Patient nicht zu verbalen Angriffen (Vorwürfe oder

Abwertungen des Gegenübers) hinreißen lassen und Verallgemeinerungen vermeiden sollte. Zur Erläuterung kann auch das „Informationsblatt IVb: Konstruktive Konfliktlösung“ (vgl. Anhang, S. 155) genutzt werden, auf dem beispielhafte Formulierungsvorschläge gegeben werden.

Merke

Auch bei diesem Modell handelt es sich, wie bei den anderen Strategien, zwar um eine gute Leitlinie, aber kein „Kochrezept“, das der Patient in allen Situationen genauso anwenden kann. Das sollte deutlich werden. Beispielsweise ist der *dritte Schritt* (eigene Bedürfnisse erläutern) nicht immer notwendig. In manchen Fällen kann der Patient auch direkt nach der Äußerung der eigenen Gefühle zum konkreten Veränderungsvorschlag übergehen. Und auch die Äußerung eigener Gefühle sollte selbstverständlich immer passend zur jeweiligen sozialen Distanz erfolgen (z. B. Kritik an einer Arbeitskollegin vs. an einer guten Freundin).

Den richtigen Zeitpunkt wählen – Kritik immer und überall?

Den richtigen Zeitpunkt wählen

Auch wenn es im interaktionellen Kontext wichtig ist, Konflikte anzusprechen und einen Kompromiss zu finden, ist dies nicht zu jedem Zeitpunkt und in jeder Situation möglich. Manche Patienten besitzen zwar die notwendigen Skills, einen Konflikt anzusprechen und im Gespräch gemeinsam mit der anderen Person zu einer Lösung zu kommen, es fehlt Ihnen aber das Gespür für den richtigen Zeitpunkt (vgl. Fallbeispiel):

Fallbeispiel: Herr E.

Herr E. erzählt von einem Streit mit seiner Freundin: „Neulich wollte ich mit meiner Freundin das klärende Gespräch wegen unserer Beziehung führen, so wie wir das letzte Sitzung besprochen haben. Ich hatte mir das eigentlich alles ganz genau ausgemalt und wusste, was ich sagen wollte. Ich war auch bereit, einen Kompromiss einzugehen. Gut – als ich mich endlich dazu durchgerungen hatte, das Thema anzusprechen, war es schon nach 23 Uhr. Und sie hatte am nächsten Tag ihr Bewerbungsgespräch für die neue Stelle, weshalb sie so aufgeregt war. Trotzdem finde ich, sie hätte drauf eingehen können. Aber nix da! Sie hat total gemauert und war hinterher sogar irgendwie sauer auf mich, als ich nicht lockergelassen habe. Ich verstehe das einfach nicht.“

Die Therapeutin sollte darauf achten, den Patienten zu einer *differenzierten Situationswahrnehmung* anzuleiten und ihm zu vermitteln, dass auch der richtige Zeitpunkt essenziell für eine funktionierende Konfliktlösung sein kann (ähnlich den „Hinweisen auf Gesprächsbereitschaft“ in Kapitel 3.2.3). Folgende Richtlinien sollten vermittelt werden:

- Schauen Sie genau hin! Ist jetzt ein *günstiger Zeitpunkt?*
- Welche *Personen* sind noch anwesend? Wie *vertraut* sind diese Personen?
- Haben Sie *genug Zeit*, das Thema ausführlich zu besprechen?

Kritik dosieren

Fallbeispiel: Frau F. (28 Jahre)

„Und als ich mich dann endlich dazu durchgerungen hatte, das Thema anzusprechen, platzte es alles aus mir heraus. Der ganze Mist, der mich die letzten Jahre so genervt hat. Ich konnte gar nicht mehr aufhören.“

Kritik dosieren

Obwohl oben schon aufgeführt wurde, dass es nicht konstruktiv ist, in einer Konfliktsituation „zum Rundumschlag auszuholen“, muss man manche Patienten dafür besonders sensibilisieren. Einige halten sich sehr lange mit ihrer Kritik zurück und wenn sie sich dann dazu durchgerungen haben, ein Thema anzusprechen, kommt es zu einer Art „impulsiven Überkompensation“. Die Betroffenen sollten verstehen, dass dann auch eigentlich konstruktiv geäußerte Kritik vom Gegenüber nicht mehr angenommen werden kann. Manchmal lässt sich dieses Thema auch gut mit Metaphern und Bildern verdeutlichen, z. B.:

- Stellen Sie sich vor, jemand schüttet eine ganze „Wagenladung von Problemen“ über Ihnen aus. Wie geht es Ihnen damit?
- Stellen Sie sich vor, Sie stehen einer Ballmaschine gegenüber, die unaufhörlich einen Ball nach dem anderen ausspuckt und Sie sollen jeden einzelnen fangen. Geht das?
- Wenn Sie einem kleinen Kind Dinge erklären, wie viele Punkte auf einmal kann es sich merken?

Bei einigen Patienten ist das bloße Wissen hierzu allerdings nicht ausreichend; sie benötigen Interventionen zur Emotionsregulation und Impulskontrolle (vgl. Kapitel 3.4.2 bis Kapitel 3.4.5).

Einüben der Fertigkeiten zur Konfliktlösung

Verhaltensproben und Hausaufgaben

Wenn die oben besprochenen Punkte dem Patienten klar und geläufig sind, leitet die Therapeutin zu den Rollenspielen über, in denen soziale Kompetenzen zur Konfliktlösung praktisch eingeübt werden. Die Therapeutin kann hierzu zunächst auf die entsprechenden Situationen unter den „Beispielsituationen IV: Konfliktmanagement und langfristige positive Beziehungsgestaltung" (vgl. Anhang, S. 161) zurückgreifen. Im weiteren Verlauf werden *zunehmend individualisierte Situationen* aus dem Alltag des Patienten aufgegriffen und im Rollenspiel geübt:

Übung: Äußerung konstruktiver Kritik (Individualisierte Situation)

Ziel: Der Patient wendet die Regeln für konstruktive Konfliktlösung in einer individualisierten Situation an (*Beachte:* Das Ziel ist nicht, dass das Gegenüber einlenkt; das Ziel sollte „in der eigenen Person" liegen).

Ablauf: Der Patient schildert eine Situation aus der letzten Woche, in der er sich nicht getraut hat, seine Kritik zu äußern. Gemeinsam wird ein Rollenspiel erarbeitet und vorbereitet (vgl. Kapitel 4.1). Die Therapeutin spielt das Gegenüber.

Reflexion: Zuerst reflektiert der Patient selbst, inwiefern es ihm gelungen ist, die Regeln zur Konfliktlösung anzuwenden und wie es ihm während der Übung ergangen ist. Dann berichtet die Therapeutin, wie sie das Verhalten des Patienten wahrgenommen hat.

Varianten Gruppentherapie: (1) Variante A: Durchführung erfolgt im Stuhlkreis, Therapeutin und Patient sitzen in der Mitte. Die Nachbesprechung erfolgt wie oben. Die Therapeutin kann zusätzlich die anderen Teilnehmer als Beobachter hinzuziehen. *(2) Variante B:* Der Patient wird aufgefordert konstruktive Kritik (z. B. am Gruppenraum etc.) zu äußern. Der daneben sitzende Teilnehmer fasst die Kritik zusammen (aktives Zuhören) und übt danach selbst konstruktive Kritik usw. Die Patienten dürfen dabei bereits genannte Aspekte wiederholen. Das Ziel liegt darin, die *Umsetzung von Strategien* zu üben. Unter Umständen ist es sinnvoll, wenn die Therapeutin im Vorfeld Modellverhalten vorspielt, um den Patienten die Hemmungen zu nehmen. Im Anschluss erfolgt eine Nachbesprechung; alle Gruppenteilnehmer fungieren als Beobachter.

Im weiteren Verlauf kann der Patient dann individualisierte Übungen zur Konfliktlösung als Hausaufgabe im eigenen Umfeld durchführen (vgl. Kapitel 4.3.1).

3.4.8 Bestehende Beziehungen vertiefen

Viele Menschen mit psychischen Erkrankungen berichten über Einsamkeit, Isolation und über ein fehlendes bzw. dünnes soziales Netz. Eine ausgewogene soziale Interaktion ist sehr wichtig, um Beziehungen langfristig positiv zu gestalten. In den vorangegangenen Abschnitten wurde vorrangig das Äußern negativer Gefühle (z. B. im Kontext von Kritik und Konflikten) thematisiert. Vielen Patienten fallen jedoch auch positive Gefühlsäußerungen schwer. Im Gegensatz zu den basalen Übungen zu verbalen Gefühlsäußerungen (vgl. Kapitel 3.4.5), soll den Patienten nun vermittelt werden, auf welche Weise eine Person positive Gefühlsäußerungen und Selbstöffnung funktional einsetzen kann, um bestehende Beziehungen zu verbessern und zu vertiefen.

Positive Gefühlsäußerungen

Es lassen sich *vier Kategorien positiver Gefühlsäußerungen* unterscheiden:

- jemanden bestärken oder loben,
- ein Kompliment machen,
- einer anderen Person gegenüber Zuneigung zeigen,
- sich für etwas entschuldigen.

Die Therapeutin kann das Thema in der Therapie beispielsweise folgendermaßen einführen:

> In den letzten Sitzungen haben wir uns damit beschäftigt, wie man anderen Menschen gegenüber seine Bedürfnisse äußern und sich abgrenzen kann; wir haben über Konfliktlösung und Kritik gesprochen. Natürlich sollte man Schwierigkeiten und Probleme ansprechen und „nicht etwa runterschlucken“. Aber das ist nur die eine Seite menschlicher Kommunikation.

An dieser Stelle könnte die Therapeutin gemeinsam mit dem Patienten (1) zusammentragen, welche Gründe es für positive Gefühlsäußerungen gibt und (2) wozu die Mitteilung positiver Gefühle wichtig sein könnte. Sehr bewährt für Paarbeziehungen hat sich in diesem Kontext auch das Modell vom „Beziehungskonto“, auf dem „Einzahlungen“ und „Abhebungen“ vorgenommen werden können (Schindler, Hahlweg & Revenstorf, 2019, S. 6).

Andere Menschen loben, Komplimente machen und sich bedanken

Zur Vertiefung des Themas „andere Menschen bestärken und loben“ hat es sich bewährt, individuelle Beispiele aus dem Alltag des Patienten aufzugreifen und dessen Erfahrungen mit dem Äußern bzw. Annehmen positiver Gefühle zu diskutieren:

Lob, Zuneigung und Dank angemessen äußern

- Wann haben Sie das letzte Mal ein Lob ausgesprochen/sind selbst gelobt worden?
- Was fällt Ihnen persönlich leichter, Lob aussprechen oder annehmen?
- Welche Gründe sehen Sie selbst dafür?

Es ist dabei wichtig, dass die Therapeutin bedingungsanalytisch die Ursachen für die Probleme des Patienten erarbeitet, damit sie diese therapeutisch angemessen adressieren kann (vgl. bedingungsanalytisches Modell in Kapitel 3.1.2).

Merke

Wenn Patienten Probleme haben, andere Menschen zu loben, sich zu bedanken oder anderen gegenüber Zuneigung zu zeigen, spielen dysfunktionale Konzepte häufig eine wichtige Rolle (z.B.: „Das wirkt so, als würde ich mich einschleimen.“, „Wenn ich anderen gegenüber Zuneigung zeige, werde ich angreifbar.“). Auf der *behavioralen Ebene* könnten Betroffene zudem Schwierigkeiten haben, die angemessenen Begriffe zu wählen; das Ausmaß des verbalen Ausdrucks zu steuern (zu verdeckt, zu expressiv); den richtigen Zeitpunkt zu wählen oder verbales, nonverbales und paraverbales Verhalten aufeinander abzustimmen. Die Therapeutin sollte diese Problempunkte kennen und wenn nötig durch separate Interventionen adressieren.

In der Folge erarbeiten Patient und Therapeutin gemeinsam, auf welche Art und Weise Lob, Zuneigung und Dank angemessen geäußert werden können:
- Konkret und differenziert (nicht nach dem Gießkannenprinzip),
- „Ich-Botschaft“ aussenden,
- Gefühl dazu nennen.

Beispiele

- „Vielen Dank, dass Sie mich letzte Woche bei der Vorbereitung des Meetings unterstützt haben. Das hat mich sehr entlastet.“
- „Ich habe mich gefreut, dass du an meinem Geburtstag an mich gedacht und mich angerufen hast.“

Zudem sollte die Therapeutin den Patienten dafür sensibilisieren, dass es auch darauf ankommt, die *passende Situation* auszuwählen und zu berücksichtigen, mit *welchem Interaktionspartnern* er interagiert („soziale Distanzen“). Dafür eignen sich beispielsweise folgende Fragen:

In welchen Situationen und welchen Personen gegenüber ist es passend, ein Lob auszusprechen? Wann ist es eher unpassend (z.B.: alleine zu Hause dem Partner ein Lob aussprechen vs. ein Lob an die ranghöchste Chefin im Teammeeting vor allen Kollegen aussprechen)?

Auch hier sind praktische Übungen in Form von Rollenspielen wieder sehr wichtig, um die jeweiligen Schwierigkeiten und Konzepte des Patienten direkt zu behandeln. Im weiteren Verlauf kann der Patient zunehmend individualisierte Situationen aus seinem Alltag im Rollenspiel üben. Um die Patienten langsam daran heranzuführen, eignet sich beispielsweise die folgende Übung (Varianten siehe Alsleben & Hand, 2013, S. 188 ff.; Van Dam-Baggen & Kraaimaat, 2007):

Übung: In einer Situation aus dem persönlichen Umfeld üben, andere Personen zu bestärken, zu loben und sich zu bedanken

Ziel: Aktives Äußern positiver Gefühle am Beispiel einer individuellen Situation aus dem Alltag des Patienten (Die Übung dient als Vorstufe zu den folgenden in vivo Übungen und Hausaufgaben. Es können verschiedene Kernthemen fokussiert werden, z. B. jemanden loben, Zuneigung zeigen, sich bedanken).

Ablauf: Der Patient soll sich an eine Situation aus der letzten Woche erinnern, in der er sich nicht getraut hat, jemanden zu loben (alternativ: Zuneigung zu zeigen, sich zu bedanken, eine andere Person zu bestärken etc.). Die Therapeutin spielt die Rollenspielpartnerin und nimmt das Lob an, ohne sich zu rechtfertigen.

Reflexion: Zuerst reflektiert der Patient selbst, inwiefern es ihm gelungen ist, die Übung umzusetzen und wie es ihm während der Übung ergangen ist. Dann berichtet die Therapeutin, wie sie das Verhalten des Patienten wahrgenommen hat. In diesem Kontext können auch dysfunktionale Kognitionen des Patienten diskutiert werden (z. B. „Die ist ja die Therapeutin; die muss das jetzt ja sagen.“).

Variante Gruppentherapie: Jeder Gruppenteilnehmer lobt einen Mitpatienten. Dabei soll sich das Lob auf eine Äußerlichkeit des anderen richten, die dieser aktiv herbeigeführt hat und damit generell beeinflussen kann (Kleidungsstücke, Accessoires etc.). Der andere Gruppenteilnehmer nimmt das

Lob jeweils an, ohne sich zu rechtfertigen. Die Nachbesprechung kann (in etwas angepasster Form) analog zur oben beschriebenen Nachbesprechung erfolgen.

Einüben der Fertigkeiten als Hausaufgabe

In manchen Fällen ist es hilfreich, positive Gefühlsäußerungen bereits außerhalb des Therapieraumes, aber noch im Umgang mit unbekannten Personen zu üben, bevor diese als Hausaufgaben im persönlichen Umfeld durchgeführt werden:

In-vivo-Übung mit Begleitung durch die Therapeutin

Ziel: Aktives Äußern von Komplimenten im Umgang mit unbekannten Personen (noch außerhalb des persönlichen Umfeldes; die Übung dient als Vorstufe zu den folgenden Hausaufgaben).

Ablauf: Teil 1: Der Patient begibt sich in eine belebte Fußgängerzone/Einkaufsstraße/ein großes Kaufhaus. Zunächst soll er sich an dem Ort aufhalten und die anderen Menschen beobachten. Er soll überlegen, was ihm gut gefällt und welche Dinge sich potenziell eignen würden, um anderen Menschen ein Kompliment zu machen. Im Nachhinein wird der Patient dazu befragt, welche Details ihm gut gefallen haben (Die Therapeutin achtet darauf, dass es sich um konkrete und potenziell geeignete Dinge handelt, korrigiert Verallgemeinerungen etc.). *Teil 2:* Der Patient erhält die Aufgabe, jemanden anzusprechen, dieser Person ein einfaches Lob/Kompliment auszusprechen (und sich dabei auf ein Detail zu beziehen).

Variante 1: Die Therapeutin führt die Übung (Teil 2) als Modell durch, der Patient fungiert als Beobachter.

Variante 2: Diese Übung kann auch als Verhaltensexperiment fungieren, in dem dysfunktionale Annahmen des Patienten geprüft werden (z. B. die Angst, dass Lob als unehrlich oder grenzüberschreitend angesehen wird).

Hinweis: Eine gute Vorbereitung und Nachbesprechung ist essenziell für den Erfolg dieser Übung. Wenn die Ängste des Patienten zu hoch sind, sollte die Therapeutin zunächst auf Variante 1 zurückgreifen. Unter Umständen lässt sich die Übung auch als Verhaltensexperiment nutzen (Variante 2).

Im weiteren Verlauf kann die Therapeutin dazu übergehen, den Patienten als Hausaufgabe individualisierte Übungen *in seinem eigenen Umfeld* durchführen zu lassen. Beispielsweise erhält der Patient die Aufgabe, in der kommenden Woche einer Person in seinem Umfeld ein Kompliment zu machen oder auf eine andere Art und Weise seine Zuneigung zu äußern (für allgemeine Prinzipien zur Durchführung von Hausaufgaben vgl. Kapitel 4.3.1).

Auf Anerkennung reagieren und sich selbst loben

Selbstlob und Reaktion auf Anerkennung

Für eine gute soziale Interaktion ist es nicht nur wichtig, andere Menschen zu bestärken, sondern auch *auf die Anerkennung anderer angemessen zu reagieren und sich selbst loben zu können.* Auch das fällt vielen Patienten schwer. Beispielsweise spielen sie Anerkennung durch andere oder Dank häufig automatisch herunter, meist sogar ohne es selbst zu bemerken. Zur Einleitung des Themas können Therapeutin und Patient direkt an den zuvor durchgeführten Interventionen ansetzen (z. B. Diskussion: „Was fällt Ihnen schwerer; jemanden loben oder Lob von anderen annehmen?“). Anhand von mehreren Beispielen können Therapeutin und Patient dann Richtlinien zum konstruktiven Umgang mit Anerkennung, Dankbarkeit und Lob von anderen erarbeiten:

Konstruktiver Umgang mit Anerkennung, Dankbarkeit und Lob

Beispielsituation: Frau T., die Vorgesetzte von Herrn M., äußert sich folgendermaßen: „Herr M., wie Sie in der kurzen Zeit, die Sie hier arbeiten, die Arbeitsabläufe neu organisiert haben, das ist wirklich bemerkenswert.“

Konstruktive Reaktionen:
- *Nehmen* Sie das Lob an, ohne es zu relativieren oder abzumildern.
- Optional: *Bedanken Sie sich* für die Anerkennung oder das Lob (z. B. „Vielen Dank, Frau T.“).
- Äußern Sie das *Gefühl,* dass das Lob in Ihnen auslöst (z. B. „Es freut mich, dass Sie das bemerkt haben.“).
- Optional: Geben Sie *etwas Positives* zurück (z. B. „Mir hat die Arbeit auch viel Freude gemacht. Ich arbeite wirklich gern in der Firma.“).

Richtlinien für Selbstlob

Mit dem Thema *Selbstlob* können Patienten häufig noch etwas schwieriger umgehen. Wichtig ist:
1. Die Betroffenen müssen zum einen *wahrnehmen, dass sie etwas gut gemacht haben* bzw. ihnen etwas gut gelungen ist.
2. Betroffene müssen diese Tatsache selbst auch *als etwas Lobens- oder Erwähnenswertes* anerkennen.
3. Erst danach geht es darum, dies auch tatsächlich *anderen Menschen gegenüber zu äußern.*

Merke

Bei dieser Thematik sollte beachtet werden, dass Schwierigkeiten, auf Anerkennung zu reagieren und sich selbst zu loben, häufig kein primäres Problem sozialer Fertigkeiten sind, sondern mit einem starken negativen Selbstkonzept der Patienten zusammenhängen. Um das Thema therapeutisch umfassend zu adressieren, sind zusätzliche Interventionen zum Selbstwert und zur Selbstverstärkung sehr wertvoll.

Um Patienten für das Thema Selbstlob zu sensibilisieren, ist es hilfreich, zu diskutieren, welche Ziele eine Person mit der Äußerung von Anerkennung für sich selbst verfolgen kann; und dann gemeinsam zu überlegen, auf welche Art und Weise Selbstlob geäußert werden kann. Folgende Richtlinien für die Äußerung von Selbstlob haben sich bewährt:

Richtlinien für die Äußerung von Selbstlob

- Konkrete und differenzierte Aspekte aufgreifen.
- „Ich-Botschaft" aussenden.
- Gefühl benennen.

Der Patient sollte dafür sensibilisiert werden, dass es auch beim Selbstlob darauf ankommt, den passenden Zeitpunkt auszuwählen und bei seinem Verhalten zu berücksichtigen, mit welchem Interaktionspartner er interagiert („soziale Distanzen"). Letztendlich sind auch hier praktische Übungen in Form von Rollenspielen wieder sehr wichtig, um die jeweiligen Schwierigkeiten und Konzepte des Patienten direkt zu adressieren. Die Therapeutin sollte auch dafür wieder mehrere Sitzungen einplanen.

Umsetzung von Hausaufgaben

Im weiteren Verlauf kann die Therapeutin dazu übergehen, den Patienten als Hausaufgabe in seinem eigenen Umfeld üben zu lassen. Dazu erhält der Patient die Aufgabe, sich in der kommenden Woche (1) gegenüber einer anderen Person selbst zu loben *oder* (2) die Anerkennung anderer anzunehmen (vgl. Kapitel 4.3.1).

Sich entschuldigen und eigene Schwächen eingestehen

Eingestehen eigener Schwächen

Sich *angemessen zu entschuldigen* und eigene *Schwächen* einzugestehen, fällt vielen Menschen sehr schwer. Diese Probleme können sich im Verhalten sehr unterschiedlich äußern: Während manche Personen dazu neigen, sich für viel zu viele Dinge zu entschuldigen, haben andere Hemmungen, sich überhaupt einen Fehler oder eigene Schwächen einzugestehen. Auch hier sind häufig wieder dysfunktionale Konzepte bedeutsam, die die Therapeutin im Vorfeld explorieren und in die Behandlung einbeziehen sollte (z. B. „Wenn ich mich für etwas entschuldige, legt der erst richtig los", „Wer sich entschuldigt, klagt sich an.", „Entschuldigen heißt erniedrigen.", „Man darf sich keine Blöße geben."). Darüber hinaus haben einige Patienten Schwierigkeiten, den richtigen Zeitpunkt, sowie angemessene Begriffe zu wählen und das Ausmaß des verbalen/paraverbalen Ausdrucks zu steuern (zu verdeckt, zu expressiv). Das Ziel der vorliegenden Interventionen sollte deshalb darin bestehen, den Patienten zu vermitteln, wie ein *angemessener Mittelweg* aussehen kann. Vorab bietet es sich wieder an, gemeinsam mit den Patienten ihre eigenen Erfahrungen mit dem Thema zu reflektieren, um dysfunktionale Konzepte herauszuarbeiten und einen Eindruck vom Verhalten des Patienten in Alltagssituationen zu erhalten. Folgende Strategien sollten Therapeutin und Patient erarbeiten:

Sich entschuldigen und eigene Schwächen eingestehen – Richtlinien

- Konkrete und differenzierte Aspekte aufgreifen.
- „Ich-Botschaft" aussenden.
- Gefühl benennen.
- Einen positiven Vorsatz für die Zukunft nennen.
- Und: Entschuldigungen sollten nicht nach einem „Rundumschlag-Prinzip" erfolgen!

Interessante zusätzliche Fragen, die vor allem in Gruppentherapien häufig von den Teilnehmern aufgeworfen werden, sind beispielsweise:

- Sollte man sich mehrfach entschuldigen, wenn das Gegenüber die Entschuldigung nicht annehmen will?
- Welche Reaktionen kann man vom Gegenüber auf eine Entschuldigung erwarten?
- Kann ich selbst eine Entschuldigung vom anderen einfordern?

In diesem Zusammenhang sollte die Therapeutin auch herausarbeiten, dass Entschuldigungen kein „Allheilmittel" sind. Wenn ein Patient beispielsweise durch impulsives, dysfunktionales Verhalten immer wieder einen Konflikt auslöst, kann er nicht erwarten oder sogar fordern, dass dysfunktionales Verhalten durch eine Entschuldigung quasi „gelöscht" wird. Das Ziel sollte darin bestehen, sich ehrlich zu entschuldigen. Die Reaktion des Gegenübers ist von vielen Faktoren abhängig und nicht unbedingt vorhersehbar.

3.4.9 Anderen Menschen emotionale Unterstützung anbieten

Viele Patienten haben Schwierigkeiten damit, nahen Bezugspersonen in schwierigen Situationen aufmerksam zuzuhören und ihnen emotionale Unterstützung anzubieten. Dies kann vielfältige Gründe haben: Manche Patienten trauen es sich schlichtweg nicht zu, jemandem Unterstützung leisten zu *können* (z.B. „Was sollst *du* ihm schon helfen können? Du kommst ja nicht mal mit deinem eigenen Leben klar ..."). Ebenso ist es möglich, dass die kognitiven Kapazitäten von Patienten durch (depressives) Ruminieren oder sehr starke Emotionen so stark beansprucht werden, dass einfach *keine Kapazitäten* mehr für ein aufmerksames Zuhören des Gegenübers zur Verfügung stehen (z.B. „Das ist mir alles zu viel."). Einigen Patienten mangelt es (auch deswegen) an *Empathie* für ihren Gesprächspartner, was dazu führen kann, dass sie nicht wirklich auf die Schilderungen der anderen Person eingehen, sondern als Reaktion lediglich über sich selbst und ihr eigenes Empfinden sprechen (z.B. „Ja, das kenne ich auch ..., neulich ist mir was ganz Ähnliches passiert ..."). Die Therapeutin sollte diese Aspekte bei der Behandlungsplanung berücksichtigen und in die Psychoedukation einfließen lassen.

Empathie, Psychoedukation

In den kommenden Sitzungen erhält der Patient die Gelegenheit, seine Fähigkeiten, anderen empathisch zuzuhören und Unterstützung zu leisten, kritisch zu reflektieren und zu verbessern. Die Bedeutung dieser Kompetenzen für die Initiierung und Aufrechterhaltung sozialer Kontakte sowie die Reziprozität sozialer Unterstützung sollten dem Patienten mittels einer kurzen Psychoedukation verständlich gemacht werden. Die Therapeutin kann das Thema beispielsweise folgendermaßen einleiten:

> Viele Menschen neigen dazu, sich von Bekannten und Freunden zurückzuziehen, wenn es ihnen nicht gut geht. (...). Dabei kann es passieren, dass man es verpasst, wenn sich das Gegenüber öffnet oder vielleicht sogar (emotionale) Unterstützung gebrauchen könnte. (...). Ich möchte im Folgenden gemeinsam mit Ihnen *überlegen,* wie man die Gelegenheit nutzen und einem Gesprächspartner zeigen kann, dass man für ihn da sein möchte.

Im Anschluss daran kann sich die Therapeutin nach Gedanken und Überlegungen des Patienten zu diesem Beispiel erkundigen und ihn ermutigen, eigene Erfahrungen darüber zu berichten, anderen zuzuhören und emotionale Unterstützung zu leisten. In diesem Kontext kann die Therapeutin erneut das Konzept der Selbstöffnung aufgreifen und die Stufen der Selbstöffnung thematisieren (vgl. Kapitel 3.2.2 sowie Kapitel 3.4.4).

Emotionale Unterstützung anderer Personen

Fallbeispiel: Frau K.

Frau K. trifft eine Arbeitskollegin, die sie auch privat gut kennt, am Nachmittag in einem Café. Die Kollegin ist sehr einsilbig. Seit Tagen wirkt sie schon angespannt und traurig. Nun fängt sie an, vom Streit mit ihrem Mann letzte Woche zu berichten.

Variante 1: Frau K. entgegnet: „Mensch, das kenne ich auch von meinem Mann! Du kannst dir nicht vorstellen, was bei mir neulich los war ... "

Variante 2: Frau K. entgegnet: „Oh, das tut mir leid, dass ihr euch so gestritten habt. Seit ein paar Tagen ist mir schon aufgefallen, dass du irgendwie bedrückt wirkst. Erzähl doch mal genauer, was ist denn passiert?"

Im Folgenden erarbeiten Therapeutin und Patient gemeinsam, auf welche Weise man andere Menschen dabei unterstützen kann, sich zu öffnen und Gefühle zu äußern:

Anderen Menschen emotionale Unterstützung anbieten

- *Nonverbal:* Sich der anderen Person zuwenden, Gestik und Mimik dem Thema anpassen.
- *Verbal/Paraverbal:* Die andere Person möglichst wenig unterbrechen und sie durch anteilnehmende Äußerungen oder zustimmende Laute am Reden halten.

Es handelt sich hier eigentlich um „die nächste Stufe des aktiven Zuhörens", bei nahen Bezugspersonen und sehr persönlichen Themen. In der Folge sollte der Patient einige Rollenspiele durchführen (vgl. Kapitel 4). Beispielsituation 10 auf der Vorlage „Beispielsituationen IV: Konfliktmanagement und langfristige positive Beziehungsgestaltung" (vgl. Anhang, S. 161) kann dazu genutzt werden.

Übungen und Hausaufgaben

Im weiteren Verlauf kann die Therapeutin dazu übergehen, den Patienten das Verhalten als Hausaufgabe in seinem eigenen Umfeld üben zu lassen (vgl. Kapitel 4.3.1). Einige Patienten berichten auch, dass es ihnen leichtfällt und dass sie sich dabei wohlfühlen, wenn nahestehende Personen ihnen persönliche Themen anvertrauen und sie diese emotional unterstützen können. In diesem Fall sollte die Therapeutin diese Fähigkeit als besondere Ressource des Patienten herausstellen und betonen, dass soziale Kompetenz nicht nur daraus besteht, seine Bedürfnisse durchzusetzen, sondern sich aus vielen Facetten zusammensetzt.

Ressourcenorientierung und -aktivierung

4 Allgemeine Behandlungsprinzipien und typische Probleme bei der Durchführung

Nachdem im Kapitel 3 ein strukturierter Behandlungsleitfaden zum Aufbau sozialer Kompetenzen vorgestellt wurde, werden nun einige allgemeine Behandlungsprinzipien anhand von Fallbeispielen näher erläutert.

4.1 Anleitung und Durchführung von Rollenspielen

Allgemeine Prinzipien

Der Schwerpunkt eines sozialen Kompetenztrainings liegt auf der praktischen Vermittlung sozialer Kompetenzen mithilfe von Rollenspielen. Auch wenn die Durchführung dieser Rollenspiele immer an das jeweilige Setting (Gruppen- vs. Einzeltherapie) und die individuelle Problemstellung (z. B. Komorbiditäten des Patienten) angepasst werden muss, so unterliegt das Vorgehen doch einigen „allgemeingültigen Prinzipien“, die im Folgenden dargestellt werden.

4.1.1 Modellverhalten bzw. Modellrollenspiel

Sowohl im Einzel- als auch im Gruppensetting bietet es sich zu Beginn eines sozialen Kompetenztrainings an, dem Patienten zunächst Modellverhalten vorzuspielen, um ihm zu verdeutlichen, wie ein angemessenes Zielverhalten aussehen kann (Modelllernen). Im Gruppensetting (bzw. falls die Therapeutin auf eine Co-Therapeutin zurückgreifen kann) wird zu Beginn häufig ein Modellrollenspiel durchgeführt, um den Patienten den prototypischen Ablauf der Rollenspiele zu demonstrieren und Ängste vor der Rollenspielsituation, soweit es geht, abzubauen. Auch im weiteren Verlauf des Trainings kann es nützlich sein, auf Modellverhalten zurückzugreifen, beispielsweise um bestimmte Verhaltensregeln zu erarbeiten oder Ängste des Patienten abzubauen.

Beim Vorspielen von Modellverhalten oder bei der Durchführung eines Modellrollenspiels ist es wichtig, dass das Zielverhalten von der Therapeutin zwar angemessen, aber nicht zu perfekt dargestellt wird. Der Patient sollte sich in die Situation gut hineinversetzen und sich vorstellen können, das Zielverhalten prinzipiell auszuführen. Nimmt er eine zu große Diskrepanz zwischen dem dargestellten Zielverhalten und seinen eigenen Verhaltensmöglichkeiten wahr, könnte dies eher eine verringerte Motivation und stärkere Ängste vor den Rollenspielen nach sich ziehen.

4.1.2 Auswahl einer Situation und kognitive Vorbereitung

Auswahl und Planung der Übungen

Bei der Auswahl und Planung der zu übenden Situation sollten mehrere Aspekte beachtet werden:

- Um einen optimalen Lernerfolg zu ermöglichen, sollte die Therapeutin gemeinsam mit dem Patienten eine Situation *mittlerer Schwierigkeit* auswählen (bzw. die zu spielende Situation durch die geeignete Wahl der bedingenden Variablen so planen, dass sie dazu geeignet ist, eine *mittlere* Anspannung beim Patienten hervorzurufen). Wichtige Variablen sind: Setting/Ort, Art und Verhalten der Interaktionspartner, eigenes Verhalten.
- Der Patient sollte *grundsätzlich in der Lage sein,* das gewünschte Zielverhalten zu zeigen, sich gleichzeitig aber auch anstrengen müssen: Die für eine erfolgreiche Bewältigung der Situation erforderlichen Verhaltensweisen sollten also grundsätzlich im Verhaltensrepertoire des Patienten enthalten sein.
- Die zu übende Situation sollte für den Patienten *realistisch* sein, d.h. seiner Lebensrealität entsprechen, damit er sich gut in das Rollenspiel hineinversetzen kann. Dafür sollten im Vorfeld alle wichtigen situationsbedingenden Variablen (z.B. Kontext, Eigenschaften des Interaktionspartners, Gesprächsthemen) differenziert erarbeitet werden.

Vor Beginn des Rollenspiels sollte die Therapeutin gemeinsam mit dem Patienten einen kurzen Ablaufplan skizzieren, in dem der *Inhalt der Situation* („Worum geht es?"), das *Setting* („Wann und wo findet die Situation statt?") sowie die *Anzahl* und das *Verhalten der Interaktionspartner* enthalten sind. Zudem sollte die Therapeutin gemeinsam mit dem Patienten ein *geeignetes Ziel(verhalten)* erarbeiten. Dies erfordert vor allem zu Beginn eines sozialen Kompetenztrainings von der Therapeutin einiges Fingerspitzengefühl. Beispielsweise machen viele Patienten den Fehler, ein Ziel zu nennen, das außerhalb ihres direkten Einflussbereiches liegt (z. B. „Ich möchte, dass mein Mann von selbst darauf kommt, dass er sich unfair verhalten hat.", „Ich will, dass mein Chef mich gar nicht erst fragt, ob ich die Überstunden mache.", „Ich möchte erreichen, dass mein Mann sich bei mir entschuldigt."), oder sie benennen ein „Gefühlsziel" (z. B. „Ich will nicht so aufgeregt sein.", „Ich will nicht, dass mich das so trifft, was er sagt."), das auch nur indirekt zu erreichen ist.

Merke

Die Therapeutin sollte den Patienten anleiten, ein konkretes Ziel auszuwählen, das realistisch (d. h. potenziell erreichbar) ist, sich auf das eigene Verhalten bezieht und auch innerhalb der eigenen Verhaltenskontrolle liegt (d. h. selbst herbeizuführen ist).

Rollenspielpartner auswählen

Die Wahl der *Rollenspielpartner* ist unter anderem abhängig vom Setting, in dem das soziale Kompetenztraining stattfindet: Prinzipiell können als Rollenspielpartner sowohl die Therapeutin als auch *andere Personen* fungieren. Beide Varianten haben Vor- und Nachteile:

In der Einzeltherapie hat die Therapeutin meist keine andere Möglichkeit, als selbst die Rollenspielpartnerin zu mimen (außer sie kann, z. B. in einer Ambulanz oder (Tages-)Klinik, auf Praktikanten oder Co-Therapeutinnen zurückgreifen). Vorteilhaft ist dabei, dass sie dem Patienten durch ihr eigenes Spielverhalten Hilfestellungen geben kann und keine „Gefahr" besteht, dass ein „ungeschulter" Rollenspielpartner plötzlich die Schwierigkeit der Situation verändert, oder auf eine andere Weise unvorhergesehen reagiert. Durch die vertraute Person der Therapeutin kann dem Patienten darüber hinaus der Einstieg in die Durchführung von Rollenspielen erleichtert werden.

Andererseits kommt der Therapeutin als Rollenspielpartnerin eine *schwierige Doppelfunktion* (Anleiterin und Rollenspielpartnerin) zu. Ihre eigene aktive Teilnahme an den Rollenspielen hat zur Folge, dass sie als externe Beobachterin ausfällt. Unter Umständen kann es im weiteren Verlauf des sozialen Kompetenztrainings erforderlich werden, externe Personen (z. B. Kollegen, Praktikanten, Co-Therapeutinnen) als Rollenspielpartner hinzuzuziehen – beispielsweise wenn die Schwierigkeit einer Übung durch eine weniger vertraute Person gesteigert werden soll oder mehrere Interaktionspartner erforderlich sind, um eine Situation realistisch darzustellen. Im Rahmen der Gruppentherapie bietet es sich an, Mitpatienten als Rollenspielpartner zu nutzen. Diese müssen jedoch im Vorfeld gut ausgewählt und instruiert werden, da ihr Verhalten einen wichtigen Einfluss auf den Verlauf des Rollenspiels hat.

Detailliert, doch flexibel planen

Generell gilt für die Planung eines Rollenspiels: *So detailliert wie nötig, aber so flexibel wie möglich.* Die Situation sollte einerseits detailliert genug geplant werden, sodass bei der Durchführung des Rollenspiels keine „bösen Überraschungen" passieren (z. B. neue Aspekte, die die Schwierigkeit der Situation deutlich erhöhen). Andererseits sollte die Vorbesprechung auch nicht dazu führen, dass das Rollenspiel künstlich wirkt, weil sich die Akteure wie schlechte Schauspieler steif und inflexibel an einen Plan halten, und „auswendig gelernte Sätze vorsprechen".

In der Vorbesprechung der Übungssituation sollte eine Basis für *Veränderungen auf kognitiver und emotionaler Ebene* geschaffen werden. Die Therapeutin muss sich vergegenwärtigen, dass es bei einem sozialen Kompetenztraining nicht allein um das „Einüben von Verhaltensweisen" auf der behavioralen Ebene geht, sondern dass ein adäquat durchgeführtes soziales Kompetenztraining auch zu Veränderungen auf kognitiver und emotionaler Ebene führen sollte (kognitive Neubewertung der eigenen Person, der individuellen Verhaltensmöglichkeiten etc.). Die Therapeutin sollte die Vorbesprechung nutzen, um anhand geeigneter kognitiver Techniken funktionale Selbstverbalisationen zu formulieren. Es empfiehlt sich, diese Aspekte zu protokollieren, um bei der Nachbesprechung darauf zurückgreifen zu können.

Merke

Das Rollenspiel sollte so detailliert wie nötig, aber so flexibel wie möglich geplant werden. Ziel der Intervention ist es, sowohl Veränderungen auf der behavioralen als auch auf kognitiver und emotionaler Ebene zu erreichen.

Nachfolgend wird das Vorgehen bei der Vorbesprechung und Planung eines Rollenspiels in einigen Auszügen anhand eines Fallbeispiels beschrieben. Hierfür wird erneut das Fallbeispiel von Herrn T. herangezogen (vgl. auch Kapitel 1.2.2 sowie Kapitel 3.1.2).

**Fallbeispiel: Herr T. –
Vorbesprechung und Planung eines Rollenspiels**

Die Therapie von Herrn T. ist inzwischen weiter fortgeschritten. Aktuell geht es in der Behandlung darum, gegenüber bekannten Personen, die für Herrn T. langfristig persönlich relevant sind, eigene Bedürfnisse durchzusetzen und sich angemessen abzugrenzen (vgl. Kapitel 3.4). Es handelt sich also um eine komplexe soziale Situation. Herr T. hat bereits einige standardisierte Übungssituationen im Rollenspiel durchgeführt. Nun möchte er eine individuelle Situation aus seinem Alltag (Arbeitsplatz) ausprobieren.

Zunächst erarbeitet die Therapeutin gemeinsam mit dem Patienten den Rahmen der ausgewählten Situation und das Ziel des Patienten. Herr T. möchte in einem Teammeeting eine Anfrage seiner Vorgesetzten vor dem gesamten Team ablehnen. Therapeutin und Patient besprechen folgende situationsbedingende Variablen: Die Art des Meetings, die teilnehmenden Personen und das Verhältnis des Patienten zu diesen (zu seiner Vorgesetzten hat er ein angespanntes Verhältnis), sowie die Art der Anfrage, die er ablehnen möchte (in diesem Fall das Protokoll des Meetings übernehmen). Herr T. formuliert folgendes Ziel: „Ich möchte meiner Chefin sagen, dass ich das Protokoll nicht übernehmen möchte, weil ich gerade sehr viel Arbeit habe.“ (Das Ziel wird von der Therapeutin als Erinnerungsstütze auf dem Flipchart notiert).

Im weiteren Verlauf planen Therapeutin und Patient gemeinsam das Rollenspiel und erarbeiten dabei einige Details der Situation (z. B. Wie soll sich der Rollenspielpartner ungefähr verhalten, damit die Situation eine mittlere Schwierigkeit hat?, Wie möchte sich der Patient im Verlauf ungefähr verhalten?, Worauf möchte er achten?): Die Vorgesetzte soll freundlich sein, aber dabei dominant und bestimmt auftreten (fester Blick, laute Stimme), sodass alle Umstehenden die Anfrage mitbekommen. Die Vorgesetzte wird von einer Praktikantin gespielt; die Mitpatienten (Gruppensetting) fungieren als Kollegen bzw. externe Beobachter. Herr T. möchte freundlich antworten, Blickkontakt herstellen und die Anfrage bestimmt ablehnen. Auf Nachfragen möchte er sein Ziel verfolgen und sich nicht umstimmen lassen. Diese Aspekte werden schriftlich in Form eines Protokolls festgehalten.

Im weiteren Verlauf erarbeiten Therapeutin und Patient gemeinsam hilfreiche Kognitionen/Selbstinstruktionen (z. B. „Ich möchte mein Bedürfnis zum Ausdruck bringen.“) und notieren diese gut sichtbar auf dem Flipchart.

Fällt es dem Patienten in der Vorbereitungsphase schwer, ein funktionales Zielverhalten auszuwählen, sollte die Therapeutin versuchen, den Patienten dabei zu unterstützen. Falls das Training in der Gruppe stattfindet, kann die Therapeutin auch die anderen Gruppenmitglieder bitten, alternative Verhaltensweisen zu generieren (oder diese sogar modellhaft vorzuspielen). Dazu werden zunächst in einer Art „Brainstorming“ möglichst unterschiedliche Lösungsvorschläge gesammelt (z. B. am Flipchart). Der Patient kann dann eine für ihn passende Strategie auswählen, die er im Rollenspiel ausprobiert.

4.1.3 Durchführung des ersten Rollenspiels

Wenn möglich, sollte das Rollenspiel auf *Video* aufgenommen werden, da auf diese Weise in der Nachbesprechung wichtige Aspekte herausgearbeitet werden können, die dem Patienten sonst nicht zugänglich wären (vgl. hierzu auch Kapitel 4.2.4).

Helfen und soufflieren

Während des Rollenspiels kann die Therapeutin den Patienten durch „Prompting“ oder auch „Soufflieren“ unterstützen:

- Beim *Prompting* gibt die Therapeutin dem Patienten verbal oder nonverbal (z. B. gestisch) Hilfestellungen in Richtung des Zielverhaltens, ohne das Rollenspiel selbst zu unterbrechen. Das Prompting kann dabei zwei Funktionen erfüllen: Zum einen kann die Therapeutin die Aufmerksamkeit des Patienten auf das gewünschte Zielverhalten lenken und ihm helfen, das Zielverhalten stringenter auszuführen. Zum anderen kann ein kurzes Prompting hilfreich sein, wenn der Patient kurz davor ist, das Rollenspiel zu unterbrechen, z. B. weil Angst, überhöhte Selbstaufmerksamkeit oder dysfunktionale Kognitionen ihn überwältigen (z. B. „Hmmm, jetzt habe ich den Faden verloren.“, „Jetzt ist es wieder genauso wie sonst, ich kann mich einfach nicht durchsetzen und weiß nicht mehr, was ich sagen soll.“). Die Therapeutin kann dann eine kurze Aufforderung oder auch Bekräftigung an den Patienten richten, ohne das Rollenspiel selbst zu unterbrechen (z. B. als Aufforderung: „Denken Sie an Ihr Ziel/den hilfreichen Gedanken“ [zeigt auf das Flipchart], „Wiederholen Sie das noch einmal etwas lauter!“, „Denken Sie an die Schallplatten-Technik“, oder als Bekräftigung: „Genau, weiter so!“, „Gut!“). Auf diese Weise hilft sie dem Patienten, in seiner Rolle zu bleiben und das Rollenspiel doch noch zu Ende zu führen.

- Mit *Soufflieren* ist gemeint, dass die Therapeutin kurze Textpassagen, die bei der Planung festgelegt wurden, anreißt oder vorsagt (z. B. „Ich möchte das Protokoll ...“). Durch die Vermeidung eines Übungsabbruchs (Misserfolgserlebnis des Patienten) können diese Techniken bei der erfolgreichen Durchführung des Rollenspiels helfen und besonders unsicheren Patienten positive Lernerfahrungen ermöglichen.

Fallbeispiel: Herr T. – Durchführung des Rollenspiels

Nachdem Herr T. von seiner Vorgesetzten gebeten wurde, das Protokoll zu schreiben zögert er kurz. Er blickt auf den Boden. Dann entgegnet er stockend: „Frau H., das tut mir wirklich leid. Ich mache das ja eigentlich gern mit den Protokollen. Ist ja auch nicht viel Arbeit. Aber ...“ Es folgt eine längere Pause. Herr T. blickt kurz auf. Er räuspert sich und blickt hilfesuchend zu seiner Therapeutin. In diesem Moment hakt die Therapeutin ein *(Prompting):* „Weiter so!“, „Denken Sie an Ihr Zielverhalten“ *(zeigt auf das Flipchart).* Herr T. räuspert sich erneut und sagt: „Ich kann das dieses Mal nicht übernehmen *(Pause, blickt die Vorgesetzte an)* ... oder wenn, dann nur, wenn es bis übermorgen Zeit hat. Bis morgen schaffe ich das nicht. Ist das auch in Ordnung?“

4.1.4 Reflexion bzw. Nachbesprechung des Rollenspiels

Prinzipien für Nachbesprechung

Eine differenzierte *Nachbesprechung* ist ein wichtiger Teil des Rollenspieles und notwendig, damit der Patient die Erlebnisse während der Übung funktional verarbeiten und einen angemessenen Lerneffekt erzielen kann. Ein zentraler Aspekt der Nachbesprechung ist angemessenes Feedback für den Patienten. Da die funktionale Durchführung von Feedback komplex ist und sich in unseren Fortbildungen hierzu immer zahlreiche Rückfragen ergeben, widmen wir uns dem Thema Feedback in einem separaten Abschnitt (vgl. hierzu Kapitel 4.2). Dieses Kapitel fokussiert dagegen auf allgemeine Prinzipien im Kontext der Nachbesprechung und stellt lediglich basale Regeln im Umgang mit Feedback dar.

Die Nachbesprechung sollte möglichst immer *direkt nach der Durchführung* der Übung erfolgen. Dafür kann auf das Protokoll zurückgegriffen werden, das im Rahmen der Vorbesprechung erstellt wurde. Im ersten Schritt sollte der Patient von der Therapeutin darum gebeten werden, *sein eigenes Verhalten selbst* zu beurteilen (Die „Selbstverstärkung" sollte also immer vor der „Fremdverstärkung" erfolgen). Der Patient wird instruiert, zunächst einige „gelungene" Verhaltensweisen zu benennen und erst danach ein oder zwei Dinge, die er beim nächsten Rollenspiel verändern möchte. Die Therapeutin kann hierzu beispielsweise fragen:

Was ist Ihnen im Verlauf der Übung gut gelungen?

Erst danach sollte eine *Rückmeldung durch die Rollenspielpartner* und weitere externe Beteiligte (z. B. Beobachter) erfolgen. In der Einzeltherapie übernimmt diese Aufgabe meist die Therapeutin, in der Gruppentherapie kann zusätzlich ein Feedback durch die Gruppenteilnehmer eingeholt werden.

Um neben einer Veränderung auf der Verhaltensebene auch Veränderungen auf kognitiver und emotionaler Ebene zu erreichen, sollte die Therapeutin zusätzlich auf dysfunktionale Kognitionen und Erwartungen des Patienten fokussieren und diese in die Nachbesprechung einbeziehen. Es empfiehlt sich zudem, die wichtigsten Aspekte zu protokollieren; diese können dann zur Planung weiterer therapeutischer Schritte herangezogen werden (z. B. weitere Rollenspiele, Hausaufgaben etc.).

Wenn andere Personen (z. B. Praktikanten, Gruppenteilnehmer) am Rollenspiel beteiligt waren, ist es zudem wichtig, im Anschluss ein „Rollen-Debriefing" vorzunehmen, damit alle Teilnehmerinnen und Teilnehmer wieder in ihre gewohnte Rolle zurückkehren können und die Nachbesprechung aus dieser Perspektive erfolgen kann z. B.:

Wie haben Sie sich in Ihrer Rolle gefühlt?

Zur Nachbesprechung eines Rollenspiels kann auch die Arbeit mit Videofeedback sehr hilfreich sein. Da der Umgang mit Videofeedback auch bei der Therapeutin einige Übung erfordert, wird diese Technik in Kapitel 4.2.4 noch gesondert besprochen.

4.1.5 Wiederholung des Rollenspiels

Wiederholungen sind wichtig

Im Anschluss an das erste Rollenspiel sollte die Übung, wenn möglich, ein weiteres Mal durchgeführt werden, um das Zielverhalten zu festigen und Verbesserungsvorschläge umzusetzen. Dafür setzt die Therapeutin direkt an der Nachbesprechung des ersten Rollenspiels an und nutzt diese, um den zweiten Durchgang vorzubereiten. Dabei sollte die Therapeutin darauf achten, dass die nun zu spielende Situation ungefähr den gleichen Schwierigkeitsgrad aufweist. So können Habituations- und Gewöhnungseffekte eintreten (der Patient macht die Erfahrung, dass die Anspannung sinkt).

Merke

Wenn das erste Rollenspiel gut gelungen ist, versuchen manche Patienten, ihr Verhalten ganz genauso noch einmal zu wiederholen („identische" Wortwahl und Gestik). Dies sollte die Therapeutin von vornherein antizipieren. Zum einen wirkt das Rollenspiel dadurch leicht künstlich, da Natürlichkeit und Spontaneität verloren gehen. Zum anderen ist es fast unmöglich, ein vergangenes Verhalten „noch einmal genauso" auszuführen – beides ruft häufig Unzufriedenheit hervor. Darüber hinaus geht ein solcher Versuch meist mit einer sehr hohen Selbstaufmerksamkeit einher (z. B. „Was habe ich nochmal an der Stelle vorhin gesagt?"). Dies hat zur Folge, dass dem Patienten noch weniger Ressourcen zur Umsetzung des Zielverhaltens zur Verfügung stehen, und damit ein Misserfolg meistens vorprogrammiert ist.

Fallbeispiel: Herr T. – Wiederholung des Rollenspiels (Auszug)

Herr T. nimmt Blickkontakt mit seiner Vorgesetzten auf und sagt mit fester, lauter Stimme. „Das passt mir dieses Mal leider gar nicht, da ich ja diese Woche noch die Lohnabrechnung fertigstellen muss. Ein anderes Mal übernehme ich gerne wieder das Protokoll; ich würde mich aber freuen, wenn das dieses Mal jemand anderes machen könnte."

Auch nach dem zweiten Rollenspiel sollte die Nachbesprechung wieder direkt im Anschluss erfolgen. Falls die Nachbesprechung als Basis für ein weiteres Rollenspiel (mit höherer Schwierigkeit, anderen Personen) genutzt werden soll, ist eine erneute Vorbesprechung erforderlich (siehe Kapitel 4.1.2).

4.1.6 Zusammenfassung/Generalisierung

Generalisierung und Alltagstransfer fördern

Im Anschluss an die Rollenspiele sollte eine Zusammenfassung der (Lern-) Erfahrungen des Patienten erfolgen, um den Transfer in den Alltag des Patienten vorzubereiten und eine Generalisierung zu ermöglichen. Die Therapeutin kann dem Patienten dazu beispielsweise folgende Fragen stellen:

- Was haben Sie im Verlauf der Übung gelernt?
- Gab es Dinge, die Sie überrascht haben?
- Sind Ihre Erwartungen eingetroffen?
- Was bedeutet das für zukünftige Situationen?

Um eine Generalisierung der Effekte zu erreichen, ist es wichtig, dass der Patient diese eigenverantwortlich, im Sinne des Selbstmanagements, in seinem alltäglichen Umfeld fortführt. Die Durchführung von Übungen im Alltag des Patienten muss jedoch von der Therapeutin gut vorbereitet werden. Hierzu kann die Therapeutin beispielsweise folgende Fragen stellen:

- Welche ähnlichen Situationen könnten in Ihrem Alltag auftreten?
- Wie könnten Sie das, was wir eben besprochen haben, in solchen Situationen anwenden?
- Was ist dazu wichtig?

Werden Hausaufgaben nicht angemessen vorbesprochen bzw. geplant, besteht die Gefahr, dass ein Patient unvorbereitet in eine für ihn viel zu schwere Situation gerät. Dies birgt sowohl Gefahren für die Motivation als auch für den Lernerfolg des Patienten und kann sich auch negativ auf die therapeutische Beziehung auswirken (vgl. Kapitel 4.3).

4.2 Therapeutisches Feedback funktional einsetzen

Für den Erfolg eines sozialen Kompetenztrainings spielt funktional eingesetztes Feedback eine wichtige Rolle. In Abhängigkeit davon, ob ein soziales Kompetenztraining im Einzel- oder im Gruppensetting stattfindet, kann die Therapeutin auf unterschiedliche Techniken zur Formulierung von Feedback zurückgreifen – dabei gilt es, verschiedene Regeln zu beachten, auf die nachfolgend eingegangen wird.

4.2.1 Patienten in der differenzierten Selbstwahrnehmung schulen

Besonders zu Beginn der Behandlung haben viele Patienten Probleme mit einer differenzierten Selbstwahrnehmung und funktionalen Selbstverstärkung. Einigen Übenden fällt es bereits schwer, überhaupt positive Aspekte an ihrem eigenen Verhalten zu erkennen (z.B. „Ja, ich habe kurz meine Meinung gesagt, aber dann habe ich mich wieder voll einschüchtern lassen. Total versagt eben."). In diesem Fall sollte die Therapeutin die Nachbesprechung nutzen, um die Kritik des Patienten in Vorsätze für das nächste Rollenspiel umzuwandeln:

Wir werden das Rollenspiel gleich noch einmal durchführen. Das ist eine gute Gelegenheit, die Dinge, die Ihnen gerade nicht gefallen haben, aufzugreifen. Was möchten Sie denn beim nächsten Durchgang verändern?

Ein weiteres Problem kann darin bestehen, dass Patienten Schwierigkeiten haben, sich an das Rollenspiel und ihr eigenes Verhalten genau zu erinnern (z.B., weil sie emotional sehr involviert waren) und daher nur sehr unkonkrete Aspekte herausgreifen (z.B. „Hm ... Es war schon ganz o.k., aber gut war es nicht ..."). Oder sie benutzen ihr eigenes Gefühl als Hinweis dafür, wie sie ihr Verhalten einschätzen können (emotionale Beweisführung; z.B. „Ich habe mich einfach voll unwohl und unsicher gefühlt. Der andere hat bestimmt gedacht, ich bin bescheuert.").

Differenzierte Selbstwahrnehmung schulen

Es ist die Aufgabe der Therapeutin, den Patienten im sokratischen Dialog anzuleiten, sich selbst differenzierter zu beobachten und positive Aspekte konkret wahrzunehmen. Zusätzlich bietet Videofeedback eine gute Möglichkeit, die Selbstwahrnehmung des Patienten zu verbessern: Nach dem Rollenspiel betrachten Patient und Therapeutin gemeinsam das Video. Der Patient erhält die Aufgabe, das Video an einer konkreten, aus seiner Sicht positiven Stelle kurz anzuhalten. Dann soll er selbst verbalisieren, was ihm an der entsprechenden Stelle gut gelungen ist. Diese Aufgabe erfordert für die Patienten zu Beginn etwas Übung; ist langfristig jedoch gut geeignet, beim Patienten funktionale Selbstverstärkung zu erreichen.

Nicht nur sozial unsichere Patienten haben Schwierigkeiten damit, ihr eigenes Verhalten differenziert wahrzunehmen und zu bewerten. Auch Patienten, die zu einem eher aggressiven oder impulsiven Durchsetzungsverhalten neigen, fällt die Selbstwahrnehmung schwer. Mit ihrem Verhalten haben sie in vielen Situationen durchaus kurzfristig Erfolg: Das Gegenüber lenkt in einer Konfliktsituation ein – häufig auf Kosten der Beziehung, was jedoch für den Patienten (wenn überhaupt) erst langfristig deutlich wird. Aus diesem Grund besteht bei diesen Patienten häufig nur eine geringe Motivation, etwas an ihrem Verhalten zu ändern – selbst dann, wenn die langfristigen Kosten des Verhaltens hoch sind (zunehmende Isolation, Ablehnung anderer, Machtkämpfe). Bei solchen Patienten kann es therapeutisch sinnvoll sein, den Fokus auf den Interaktionspartner und damit auf die indirekten, häufig nicht direkt sichtbaren Folgen des Verhaltens zu lenken.

Beispieldialog

Therapeutin: „Frau F., Sie als Rollenspielpartnerin haben im Laufe der Situation irgendwann eingelenkt. Wie ging es Ihnen dabei?“

RS-Partnerin: „Ich war sauer und auch etwas enttäuscht.“

Therapeutin: „Warum, was haben Sie gedacht?“

RS-Partnerin: „Ganz ehrlich? Ich fand das unangemessen, dass Frau Z. so laut geworden ist. Ich habe zwar eingelenkt, aber eher, weil ich meine Ruhe haben wollte. Das nächste Mal würde ich auf diese Person nicht mehr zugehen und hätte auch wenig Lust, ihr nochmal einen Gefallen zu tun. Irgendwie ist dadurch bei mir eine deutliche Distanz entstanden.“

Danach kann die Therapeutin die Situation auf der Metaebene betrachten und gemeinsam mit der Patientin „zu Ende denken“:

Therapeutin: *(an die Patientin gerichtet):* „Wie Sie sehen, hat Ihr Gegenüber gerade eingelenkt. Aber da ist gerade noch etwas zwischen Ihnen und der anderen Person passiert. Wie würden Sie das beschreiben? [...] Wollen Sie das?“

Auf diese Weise kann die Therapeutin der Patientin die tatsächlichen (langfristigen) Folgen ihres Verhaltens verdeutlichen (z.B. „Wie könnte die Interaktion mit dieser Person in der Realität weiter verlaufen?“). Die Patientin könnte natürlich auf dieses Beispiel entgegnen, dass sich das Gegenüber in dieser Situation auch nicht optimal/offen verhalten hat. Die Therapeutin kann diesen Einwand nutzen, um der Patientin erneut die Reziprozität zwischenmenschlicher Prozesse zu verdeutlichen. Hierzu eignet sich beispielsweise der Kiesler-Kreis (vgl. Kapitel 3.1.4).

4.2.2 Pseudoassertives Verhalten

Pseudoassertivem Verhalten vorbeugen

Anstatt unsicheres durch selbstsicheres Verhalten zu ersetzen, fallen einige Patienten fälschlicherweise in eher aggressive Verhaltensmuster (z.B. rigides Abgrenzungsverhalten, „pseudoassertives Verhalten“). Ein solches Verhalten kann verschiedene Ursachen haben. Zum einen kann es aus einer Art „Überkompensation“ heraus entstehen (z.B. „Ich habe mich so lange zurückgehalten, jetzt bin ich mal dran.“, „Ich lasse mir nichts mehr gefallen; die anderen sollen mal sehen, mit wem sie es zu tun haben.“, „Die haben mich in meine Depression getrieben; das passiert mir nicht noch mal.“). Auf der anderen Seite ist es auch möglich, dass ein Patient versucht ist, sich in Zukunft durch möglichst dominantes Verhalten vor Angriffen anderer zu schützen (z.B. „Wenn ich dem anderen zuvorkomme, kann er mich nicht verletzen.", „Wenn ich emotional werde, bin ich argumentativ stark, sonst werde ich nicht gehört.").

Unerheblich aus welchen Gründen Patienten zu aggressivem Verhalten tendieren, kann es in ihrer gewohnten Umgebung langfristig zu Irritationen oder Ablehnungen führen. Es ist daher wichtig, dass die Therapeutin solche Tendenzen beim Patienten frühzeitig erkennt und benennt. Um pseudoassertivem Verhalten vorzubeugen, sollte die Therapeutin darauf achten, mit dem Patienten an einer differenzierten Wahrnehmung der sozialen Realität zu arbeiten, anstatt lediglich „Durchsetzungsverhalten" zu verstärken (z. B. Unter welchen Umständen ist welches Verhalten in welcher Intensität angemessen?). Auf diese Weise kann der neu gewonnene Handlungsspielraum flexibel, verantwortungsbewusst und langfristig zielführend genutzt werden.

4.2.3 Feedback im Gruppensetting: Vorteile und Besonderheiten

Im Gruppensetting erfolgt die Rückmeldung unter anderem durch die Mitpatienten. Dies kann die Therapie sehr bereichern. In einer „gut funktionierenden", eingespielten Gruppe (hohe Kohäsion) können sich die einzelnen Gruppenmitglieder meist gut in die Problematik ihrer Mitpatienten hineinversetzen und wichtiges Feedback geben. Generell werden von Patienten die Rückmeldungen anderer Teilnehmer als besonders authentisch wahrgenommen und bieten eine gute Diskussionsgrundlage. Fragen und strittige Punkte gezielt an die Gruppe zurückzugeben, ist eine sehr hilfreiche Strategie und wirkt oft überzeugender als vieles, was die Therapeutin zu dem Thema anbringen könnte. Allerdings ist zu beachten, dass insbesondere „ungeübte" Gruppenteilnehmer häufig wenig adäquates Feedback geben. Im Gegenteil finden sich oft wenig konkrete, wenig konstruktive und überwiegend kritische Beiträge.

Beispiele: Dysfunktionales Feedback in einer Gruppentherapie

- „Du wirkst aber auch manchmal ganz schön verkrampft. Das macht dich nicht gerade zum Sympathieträger. Sei doch mal ein bisschen lockerer."
- „Ich finde du hast gegenüber deinem Chef immer noch ganz schön rumgeschleimt. Ist doch klar, dass dich im Büro keiner ernst nimmt, wenn du immer so katzbuckelst."

Ein angemessenes, konkretes Feedback ist wichtig, damit Patienten die Inhalte selbstwertdienlich verarbeiten und etwaige Verbesserungsvorschläge gut umsetzen können. Aus diesem Grund sollte die Therapeutin im Gruppensetting frühzeitig auf die Einführung von *Feedbackregeln* achten. Diese sollten zusammen mit weiteren Gruppenregeln (z. B. Pünktlichkeit, Schweigepflicht, Hausaufgaben) direkt zu Beginn der Gruppentherapie – also noch vor Beginn des ersten Rollenspiels – erarbeitet werden. Wie üblich, sollten diese auf einem Flipchart notiert und zu jeder Sitzung gut sichtbar im Raum platziert werden, damit die Therapeutin, wenn nötig, darauf verweisen kann.

Feedbackregeln frühzeitig einführen

Feedback-Regeln

Konstruktives Feedback
- Sprechen Sie konkrete verbale/non-verbale/paraverbale Verhaltensmerkmale an (z. B. „Ich finde, es ist dir gut gelungen, dein Anliegen klar und deutlich zu formulieren.“, „Deine Stimme war ...“).
- Melden Sie zunächst einige positive Aspekte zurück (z. B. „Du hast gut verständlich und in einer angemessenen Lautstärke gesprochen.“).
- Formulieren Sie danach ein bis maximal zwei Verbesserungsvorschläge (z. B. „Als nächstes könntest du versuchen, dein Gegenüber noch direkter anzusehen.“).
- Beziehen Sie die Rückmeldung auf das vorher festgelegte Verhalten, das geübt werden sollte (z. B. „Du hast dir ja vorgenommen ... Das ist dir schon gut gelungen, indem du ...“).

Nicht konstruktives Feedback
- Allgemeine Bewertungen (z. B. „Na, das war doch schon ganz o. k., oder?“).
- Persönliche Wertungen (z. B. „Das hast du richtig/falsch gemacht.“, „Das war schlecht.“).
- Völlig neue Aspekte einbringen, die das Gegenüber überfordern könnten.

4.2.4 Videofeedback richtig einsetzen

Zu Beginn eines sozialen Kompetenztrainings haben viele Patienten ein sehr diffuses und häufig auch verzerrtes Bild davon, wie sie auf andere Menschen wirken. Das hat zum einen den Grund, dass die Teilnehmenden im Vorfeld häufig wenig Erfahrungen mit funktionalem Durchsetzungsverhalten machen konnten und/oder häufig sozial isoliert sind. Zum anderen spielt die „emotionale Beweisführung“ eine große Rolle. Mit „emotionaler Beweisführung“ ist gemeint, dass der Patient sein eigenes Gefühl in der Situation als Beleg dafür heranzieht, wie ihn die Außenwelt vermeintlich wahrnimmt.

Ein sozial unsicherer Patient würde also seine eigene Ängstlichkeit in der Situation als Beweis dafür werten, dass er auf sein Gegenüber auch ängstlich wirkt. Beispielsweise folgern viele Patienten allein aus dem Gefühl des „Schwitzens" oder „Zitterns", dass dieses so stark ist, dass es dem Gegenüber tatsächlich auffällt. Bei vielen Patienten treten auch stark verzerrte spontane Vorstellungsbilder auf, bei denen sie sich selbst aus einer vermeintlich objektiven Beobachterperspektive erleben (z. B. „Ich war klatschnass geschwitzt", „Ich hatte bestimmt wieder knallrote Flecken im Gesicht und sah aus wie der letzte Trottel"). Aus den oben genannten Gründen haben viele Patienten Probleme, eine differenziert-positive Rückmeldung von Rollenspielpartnern, externen Beobachtern oder Therapeutinnen anzunehmen.

Selbstwahrnehmung durch Videofeedback

In diesem Kontext kann die Arbeit mit Videofeedback sehr nützlich sein: Der Patient erhält hierdurch eine „objektive" Datenquelle, die er für eine neue Bewertung seines Verhaltens aus der Beobachterperspektive nutzen kann.

Vorbereitung vor dem Rollenspiel

Vorbereitung von Videofeedback

Der Einsatz von Videofeedback ist vielen Patienten zunächst unangenehm (z. B. „Ich kann mein Spiegelbild schon so kaum ertragen"); manche haben auch Sorgen, dass die Videoaufnahmen zweckentfremdet werden könnten (z. B. „Wer weiß, wo das dann irgendwann auftaucht!"). Die Therapeutin sollte den Patienten deshalb bereits im Vorfeld darauf vorbereiten, dass sie im Verlauf der Behandlung gewisse Sequenzen auf Video aufnehmen wird und gut begründen, warum sie den Einsatz von Videofeedback für hilfreich hält. Zudem sollte sie die Bedenken des Patienten aufgreifen, offen thematisieren, Verständnis dafür äußern. Andernfalls besteht die Gefahr, den Widerstand des Patienten lediglich zu verstärken und Reaktanz zu erzeugen (vgl. Kapitel 4.4.1). Die Therapeutin sollte vielmehr auf die Chancen von Videofeedback hinweisen.

Informierte Einwilligung

Letztendlich muss sich der Patient aber selbst dafür entscheiden und darf zu nichts gezwungen werden (informierte Einwilligung).

Nachbesprechung mit Videofeedback

Nachbesprechung

Nach dem Rollenspiel wird der Patient zunächst darum gebeten, sein Verhalten ohne Video zu reflektieren (vgl. Kapitel 4.1.4). Danach betrachten Patient und Therapeutin gemeinsam das Video. Wichtig ist dabei, dass der Patient instruiert wird, das Video so zu betrachten, *als würde er einer fremden Person* zuschauen. Der Patient erhält die Aufgabe, das Video an einer konkreten, aus seiner Sicht positiven Stelle, kurz anzuhalten. Dann soll er selbst verbalisieren, was ihm an der entsprechenden Stelle gut gelungen ist.

Wie ist es Ihnen gegangen; was haben Sie gedacht, gefühlt?

Auf dieser Basis können dann Vorsätze für das nächste Rollenspiel erarbeitet werden.

Was sind also Ihre Vorsätze fürs nächste Mal?

Die Arbeit mit Videofeedback erfordert für Patient und Therapeutin zu Beginn etwas Übung, ist langfristig jedoch gut geeignet, Patienten bei der funktionalen Selbstverstärkung zu unterstützen.

4.3 Transfersicherung und Rückfallprophylaxe

Das primäre Ziel eines sozialen Kompetenztrainings ist es, den *Handlungsspielraum* eines Patienten zu erweitern und seine *Handlungsflexibilität* zu erhöhen. Es geht also nicht darum, standardisierte neue Verhaltensweisen einzuüben (das wäre auch gar nicht möglich), sondern Patienten Strategien zu vermitteln, wie sie im Alltag häufiger zu ihrem Ziel kommen können. Regelmäßige Hausaufgaben sowie Interventionen zum Umgang mit Erfolg und Misserfolg können den Patienten bei der Generalisierung seiner Erfolge und der Transfersicherung unterstützen.

4.3.1 Hausaufgaben im sozialen Kompetenztraining

Damit der Patient die Inhalte der Sitzung regelmäßig rekapituliert und sich auch außerhalb des therapeutischen Settings konstruktiv mit den Inhalten der Behandlung beschäftigt, sind *Hausaufgaben* von großer Bedeutung. Die Hausaufgaben bestehen zu Beginn des Trainings vorrangig in der Bearbeitung von Info- und Arbeitsblättern; im weiteren Verlauf werden zunehmend In-vivo-Übungen durchgeführt. Anfangs handelt es sich dabei eher um standardisierte Übungen mit weitgehend fremden Interaktionspartnern (z.B. einen basalen Kontakt herstellen [vgl. Kapitel 3.2], im Geschäft etwas umtauschen, an der Kasse etwas zurückgehen lassen [vgl. Kapitel 3.3]). Im fortgeschrittenen Therapieverlauf können jedoch zunehmend individualisierte Übungen mit bekannten Interaktionspartnern vereinbart werden (z.B. den Vorgesetzten nach Urlaub fragen und einen Kompromiss aushandeln; die Freundin um einen Gefallen bitten, vgl. Kapitel 3.4). Auf diese Weise kann der Patient die im therapeutischen Setting erarbeiteten Fertigkeiten zunehmend ins Selbstmanagement überführen und lernen, diese in alltäglichen Situationen anzuwenden.

Merke

Die Hausaufgaben sollten jeweils noch in der Therapiesitzung gut vorbereitet werden. Langfristig soll der Patient dadurch lernen, zunehmend selbstständiger sein Verhalten in seinem Alltag zu reflektieren und zu steuern.

Vorbereitung und Nachbesprechung von Hausaufgaben

Bei nicht sachgemäßer Vorbesprechung der Hausaufgaben können verschiedene *Probleme* auftreten (vgl. Kapitel 4.4.3). Beispielsweise kann es zu Überforderungssituationen oder *negativen Rückmeldungen von Bezugspersonen* kommen, die die Ängste der Patienten verstärken und die Compliance in die Behandlung schwer beeinträchtigen können. Nur durch eine gute Vorbereitung kann die Therapeutin eventuelle Schwierigkeiten und „Fallen" vorwegnehmen und sicherstellen, dass der Patient die Übung auch richtig verstanden hat. Im Anschluss an die Vorbesprechung der Hausaufgabe sollte sich der Patient noch in der Sitzung dafür (oder dagegen) entscheiden, ob er die Übung wie besprochen durchführen möchte. Durch dieses Vorgehen wird die Selbstverpflichtung des Patienten erhöht. Auch die *Nachbesprechung* der Hausaufgabe in der nächsten Sitzung ist zentral, um den Patienten für die Durchführung der Übung positiv zu verstärken. Zudem können im Rahmen der Nachbesprechung wichtige Lerneffekte herausgearbeitet, expliziert und mögliche unvorhergesehene Entwicklungen therapeutisch reflektiert werden. Im weiteren Verlauf des Trainings kann die Therapeutin auch Vorbereitung und Nachbereitung der Hausaufgaben zunehmend in das *Selbstmanagement* des Patienten übergeben, um die Generalisierung der Techniken zu verstärken.

4.3.2 Umgang mit Erfolg und Misserfolg und Rückfallprophylaxe

Fallbeispiel: Herr W.

Herr W. (36 Jahre, Ingenieur) wuchs in einer sehr leistungsorientierten Familie auf. Er berichtet: „Gute Leistungen in der Schule oder im Studium waren immer selbstverständlich und wurden von meinen Eltern nicht sonderlich zur Kenntnis genommen. Aber wenn ich dann mal etwas falsch gemacht habe, z. B. damals als ich meine kleine Schwester vergessen habe, aus dem Kindergarten abzuholen, da war das Theater groß. Mein Vater machte mir Vorwürfe, wie verantwortungslos ich sei; dass man sich nicht auf mich verlassen könne usw. Heute ist mir dieser ‚innere Kritiker' sehr vertraut und überkommt mich an schlechten Tagen; dann ziehe ich mir einfach die Decke über den Kopf und verlasse manchmal tagelang nicht das Bett."

Dysfunktionale Attributionen von Erfolgs- und Misserfolgserlebnissen sind in klinischen Populationen häufig zu beobachten (z.B. „Andere hätten das viel schneller geschafft.", „War ja klar, dass das nicht geklappt hat, ich bin einfach ein Versager."). Viele Patienten haben eine Lerngeschichte, in der positive Selbstverstärkung negativ bewertet oder sogar offen kritisiert wurde (z.B. „Eigenlob stinkt.", „Du bist ja arrogant."). Die Fähigkeit zur Selbstverstärkung (z.B. Erfolge wahrzunehmen und funktional, d.h. internal zu attribuieren) ist zentral, damit Patienten lernen, auf das eigene Urteil zu vertrauen und von externen Verstärkern (z.B. den Bewertungen anderer) unabhängiger zu werden. Vor allem sozial unsichere Patienten neigen zudem zu einer nachträglichen negativen Umbewertung sozialer Situationen. Das kann sich auch negativ auf die Bewertung von Erfolgen in Rollenspielen und Verhaltensübungen auswirken. Die Therapeutin sollte daher das erfolgs- und misserfolgsbezogene *Attributionsverhalten* des Patienten direkt ansprechen und bearbeiten.

Dysfunktionale Attributionen bearbeiten

Zur Transfersicherung der Effekte des sozialen Kompetenztrainings sollte zudem eine umfassende *Rückfallprophylaxe* erfolgen. Dies ist zentral, um mögliche Probleme nach Ende der Behandlung vorwegzunehmen und den Patienten darauf vorzubereiten, wie er mit Rückschlägen nach der Behandlung umgehen kann (z.B. „Welche Probleme könnten in den folgenden Wochen oder auch nach unserer Behandlung auftreten?"). Gegen Ende der Behandlung sollten deshalb gemeinsam mit dem Patienten die wichtigsten Therapieschritte und das individuelle Störungsmodell nochmals rekapituliert werden. Es empfiehlt sich zudem, die individuell bedeutsamen Vulnerabilitäten sowie funktionale Strategien schriftlich festzuhalten (z.B. „Zu welchen wenig hilfreichen Gedanken bzw. Verhaltensweisen neige ich?", „Welche Strategien helfen mir in welchen Situationen?"). Darüber hinaus sollte die Therapeutin gemeinsam mit dem Patienten erarbeiten und schriftlich festhalten, welche Anzeichen darauf hindeuten, dass sich die Symptomatik wieder verschlechtert (z.B. stärkere Vermeidungsmotivation) und wie er dagegen ansteuern kann.

Rückfallprophylaxe

4.4 Weitere häufige Probleme bei Behandlungsplanung und -durchführung

4.4.1 Motivation für Rollenspiele schaffen

Das Rollenspiel ist ein Kernstück des sozialen Kompetenztrainings. Deswegen ist eine *motivierte Beteiligung* aller Teilnehmer an den Rollenspielen und Verhaltensexperimenten eine Grundvoraussetzung für dessen Durchführung. Viele Patienten stehen jedoch – zumindest zu Beginn einer Behandlung – den Rollenspielen skeptisch gegenüber. Das kann verschiedene Ursachen haben.

Zum einen können *soziale Ängste* eine Rolle spielen: Die Betroffenen möchten sich nicht vor der Therapeutin oder der Gruppe exponieren. Möglicherweise haben sie aber auch den *Zweck* der Übungen noch nicht richtig verstanden und zeigen sich deshalb skeptisch. Häufige Einwände, die von den Teilnehmern geäußert werden, sind beispielsweise: „Das ist ja peinlich, da komme ich mir vor wie in der Schule.“, „Ich lerne ja auch schon durchs Zusehen etwas.“, „Hm, ich soll Theaterspielen? Das hat doch nichts mit der Realität zu tun.“. Darüber hinaus spielen nicht selten datenschutzbezogene Befüchtungen eine Rolle (z. B. „Was passiert eigentlich mit diesen Videos nach der Therapie?“).

Skepsis und Ängste proaktiv ansprechen

Um der Skepsis der Betroffenen zu begegnen und ihre Motivation zu erhöhen, hat es sich als hilfreich erwiesen, dieses Problem *proaktiv anzusprechen* und auf diese Weise die Befürchtungen der Teilnehmer vorwegzunehmen. In Bezug auf Audio- oder Videofeedback sollte die Therapeutin zudem transparent über Speicherort, -dauer und Datenschutz (z. B. Passwortsicherung) aufklären. Darüber hinaus ist eine umfassende *Psychoedukation* über den Sinn und Zweck von Rollenspielen von zentraler Bedeutung. Die Therapeutin sollte von Anfang an betonen, dass die Teilnahme an Rollenspielen für die Betroffenen eine wichtige Übungsmöglichkeit darstellt. In diesem Zusammenhang kann auch ein Vergleich mit Sportlern bzw. Musikern, die zwischen Wettkämpfen oder Konzerten ebenfalls trainieren bzw. üben müssen, überzeugend sein. In der *Einzeltherapie* kann es zudem hilfreich sein, wenn die Therapeutin (oder ein Praktikant/eine Hilfskraft) zunächst den aktiven Part im Rollenspiel übernimmt, während der Patient selbst den passiven Part, oder aber eine Beobachterrolle einnimmt.

Auch in der *Gruppentherapie* kann es helfen, unmotivierte oder ängstliche Patienten einzuladen, zunächst als Statisten an einem Rollenspiel mit mehreren Personen teilzunehmen, um sie so langsam an das Verfahren heranzuführen. Die Therapeutin sollte es vermeiden, einzelne Patienten aus der Gruppe herauszugreifen und gegen ihren Willen zur Durchführung eines Rollenspiels zu verpflichten. Ein solches Vorgehen steht in Konflikt mit Persönlichkeitsrechten, erzeugt Reaktanz und kann schwerwiegende Konsequenzen für die Motivation der Teilnehmer und das Gruppenklima haben. Darüber hinaus kann es hilfreich sein, „erfahrene“ Patienten davon berichten zu lassen, was ihnen die Durchführung von Rollenspielen „gebracht“ hat (oder unter dem Gesichtspunkt der „Psychoedukation und Vertiefung theoretischer Inhalte“ ein erfolgreich durchgeführtes Rollenspiel noch einmal theoretisch zusammenzufassen). Nicht zuletzt ist auch „Abwarten“ eine gute Methode, um doch noch einen Freiwilligen für das Rollenspiel zu gewinnen.

Für die spezifische Zielgruppe der Borderline-Patientinnen und -Patienten beschreiben Bohus und Wolf-Arehult (2013) eine interessante Methode zur Motivationsförderung in der Gruppe (siehe Kasten, hier in Ausschnitten dargestellt).

Gruppenübung zur Motivationsförderung (nach Bohus & Wolf-Arehult, 2013, S. 280)

Im *ersten Schritt* greift die Therapeutin die *Bedenken der Patienten* auf: „Ich weiß, alle hassen Rollenspiele. Manche schämen sich, weil sie meinen, sie seien zu schlecht; manche schämen sich, weil sie meinen, sie seien zu gut; manche schämen sich, weil sie meinen, sie seien zu normal. Aber Sie ahnen es schon, ich lasse da nicht locker. Also, bitte alle kurz aufschreiben, auf einer Skala von 0 bis 100: Wie sehr hasse ich Rollenspiele? Und dann schreiben Sie alle Argumente auf, die gegen Rollenspiele sprechen."

Im *nächsten Schritt* animiert die Therapeutin die Patienten dazu, sich in *Zweiergruppen über ihre* Bedenken auszutauschen: Jede Teilnehmerin bzw. jeder Teilnehmer berichtet der anderen Person ihre/seine Argumente. Anschließend sollen die Argumente in der *Großgruppe* vorgetragen werden: „Was hat Ihnen die andere Person erzählt, welche Argumente hat sie genannt?"

Dies nutzt die Therapeutin dann als *Basis für ihre Argumentation:* „Also gut, das klingt alles sehr überzeugend, wir können uns jetzt dazu entschließen, mittelmäßige Therapie zu machen. Dann kommt man auch ohne Rollenspiele aus. Die Forschung und auch meine Erfahrung haben jedoch eindeutig gezeigt, dass Therapien, die mit Rollenspielen arbeiten, deutlich mehr Fortschritte erzielen. (...) Wer von Ihnen (...) wäre eventuell bereit, sich trotz aller Schwierigkeiten auf Rollenspiele einzulassen, wenn wir die Regeln genau festlegen und ich Sie dabei unterstütze?"

4.4.2 Spezifische Problemstellungen im Einzel- und Gruppensetting

Wie bereits mehrfach beschrieben, können Interventionen zur Förderung sozialer Kompetenzen sowohl im Einzel- als auch im Gruppensetting durchgeführt werden. Beide Varianten haben jeweils spezifische Vor- und Nachteile. Die Therapeutin sollte diese von vornherein im Blick haben, um die Stärken des jeweiligen Settings optimal nutzen und sich auf mögliche Schwierigkeiten einstellen zu können:

Vor- und Nachteile abwägen

- Die Durchführung eines sozialen Kompetenztrainings *in der Einzeltherapie* hat beispielsweise den Vorteil, dass die Interventionen besonders gut individualisiert – also spezifisch auf die Bedürfnisse des jeweiligen Patienten abgestimmt werden können. Das ist vor allem für Patienten mit sehr komplexer Problematik von Vorteil: Die Behandlerin kann sich Zeit nehmen, die individuellen Problemsituationen genau zu analysieren und wenn

nötig, Zusatzinterventionen einplanen (z.B. zu Achtsamkeit und Emotionsregulation, oder umfassende kognitive Interventionen bei ausgeprägten dysfunktionalen Kognitionen). Auch eine intensive Nachbesprechung ist im Einzelsetting besser umsetzbar.
- Auf der anderen Seite hat die Durchführung *in der Gruppe* den Vorteil, dass Teilnehmende dort häufig auf Personen mit ähnlichen Problemstellungen treffen. In konstruktiv verlaufenden Gruppen ergibt sich dadurch ein sehr positives und supportives Gruppenklima. Das ist gerade für sozial ängstliche Personen eine wertvolle Erfahrung, und die einzelnen Teilnehmenden können häufig sehr gut voneinander profitieren: Beispielsweise können sie wichtiges Feedback geben, da sie sich oft gut in die Problematik anderer Teilnehmenden hineinversetzen können. Darüber hinaus können sie gegenseitig als Modell fungieren und voneinander lernen. Ein weiterer Vorteil des Gruppensettings ist, dass sich viele Rollenspiele in einer Gruppe leichter umsetzen lassen, da die Gruppenteilnehmer sich als Rollenspielpartner betätigen können. Allerdings muss die Therapeutin darauf achten, die Rollenspiele und das Feedback in diesem Fall gut zu instruieren (vgl. Kapitel 4.2.3). Insgesamt belegen Untersuchungen, dass zur Förderung sozialer Kompetenzen eine Verknüpfung von einzel- und gruppentherapeutischen Interventionen am vorteilhaftesten ist (vgl. Kapitel 6).

4.4.3 Realistische Erwartungen beim Patienten wecken

Vor allem bei eher ängstlichen, sozial unsicheren Patienten kann ein soziales Kompetenztraining dazu führen, dass sich die ohnehin häufig überhöhten Ansprüche an das eigene Verhalten noch verstärken (z.B. „Ich bin alleine verantwortlich dafür, wie soziale Interaktionen verlaufen. Der Ausgang einer sozialen Situation hängt nur davon ab, ob ich mich richtig [im Sinne von sozial kompetent] verhalte. Alles andere ist dann allein meine Schuld, denn dann war ich wahrscheinlich nicht sozial kompetent genug.“). Aus diesem Grund sollte die Behandlerin darauf achten, einem eventuell vorhandenen *Leistungsdruck* auf Seiten des Patienten aktiv entgegenzuwirken.

Hierzu können verschiedene Techniken genutzt werden:

Chancen und Grenzen reflektieren

- Zum einen sollte die Therapeutin bereits zu Beginn des Trainings im Rahmen der Psychoedukation deutlich machen, worin die *Chancen, aber auch die Grenzen* eines sozialen Kompetenztrainings liegen, und dass der tatsächliche Verlauf sozialer Situationen immer von allen anwesenden Interaktionspartnern – nicht nur vom Patienten – abhängig ist. Auch durch sozial kompetentes Verhalten erhält der Patient keinen „Garantieschein“ für

Erfolg in sozialen Situationen, denn auch auf sozial kompetentes Verhalten können andere ablehnend oder feindselig reagieren. Da viele Patienten an das Training häufig dysfunktionale oder auch unrealistische Erwartungen haben (z.B. „Dann wird alles gut."), sollte die Therapeutin diese Aspekte unbedingt offen thematisieren und auf diese Weise vorwegnehmen.

- Durch eine angemessene *Vorbesprechung und Planung* der Rollenspiele trägt die Therapeutin maßgeblich dazu bei, realistische Erwartungen beim Patienten zu wecken. Sie sollte daher auf einen angemessenen Schwierigkeitsgrad der Übungen achten und betonen, dass das (Verhaltens-) Ziel, dass sich eine Person setzt, möglichst immer innerhalb der eigenen Person (d.h. der eigenen Handlungskompetenz) liegen muss (d.h. von ihr selbst beeinflussbar sein sollte; vgl. Kapitel 4.1.2).
- Darüber hinaus lassen sich durch eine detaillierte *Nachbesprechung*, die neben dem Verhalten des Patienten auch kognitive und emotionale Aspekte einbezieht, auch Misserfolge oder Probleme, die im Rahmen der Übung aufgetreten sind, für therapeutische Zwecke nutzen.

Planung, Vor- und Nachbesprechung

Insbesondere hoch motivierte Patienten neigen mitunter dazu, ihre eigenen Kompetenzen zu überschätzen und Übungen „auf eigene Faust" auszuprobieren, bevor dies explizit als Hausaufgabe vereinbart wurde. Dadurch können Patienten unvorbereitet in für sie zu schwere Situationen geraten. Dies kann sich nicht nur negativ auf die Motivation und den Lernerfolg des Patienten auswirken, sondern auch die therapeutische Beziehung negativ beeinflussen (vgl. Beispiel sowie Kapitel 4.3.1).

Beispieldialog

Frau F:	„Das bringt doch alles nichts mit diesem komischen Training. Ich will das nicht weitermachen. Ich bin einfach jemand, auf dem die anderen herumtrampeln und das wird sich auch nie ändern. Besser ich gewöhne mich dran."
Therapeutin:	*(nachdem sie auf die Patientin eingegangen ist und ihre Emotionen validiert hat)* „Ist denn etwas vorgefallen, dass Sie zu diesem Entschluss gebracht hat?"
Frau F.:	„Ich war letzte Woche nach unserer Stunde so motiviert, weil die Übung so gut geklappt hat. Ich habe dann gleich am nächsten Tag ausprobiert, meiner Arbeitskollegin auch mal die Meinung zu sagen. Das war aber ganz furchtbar. Sie ist sauer geworden und ich bin stillschweigend gegangen. Zu Hause habe ich dann nur noch geheult."

Die Therapeutin sollte dem entgegenwirken, indem sie gleich zu Beginn des sozialen Kompetenztrainings den Ablauf und die Ziele transparent erläutert und dabei auch auf die Verwendung individualisierter Übungen und Hausaufgaben eingeht:

Im späteren Verlauf der Behandlung werden wir auch einige Übungen planen, die Sie in Ihrem häuslichen Umfeld umsetzen sollen. Das machen wir jedoch noch nicht in den ersten Sitzungen und wir werden das vorher immer ganz genau vorbesprechen. Wenn Sie in den kommenden Wochen einmal den Wunsch haben, etwas zu Hause auszuprobieren, sagen Sie mir doch einfach Bescheid und wir prüfen, ob und wann wir das in die Therapie einplanen können. Vielleicht notieren wir uns die Situation aber auch für einen späteren Zeitpunkt.

5 Varianten der Methode: Spezifische Anwendungsbereiche und innovative Ansätze

Neben den bisher vorgestellten basalen Interventionen zum Aufbau sozialer Kompetenzen existiert eine große Zahl an Varianten für spezifische Anwendungsbereiche. Im Folgenden findet sich eine Übersicht über wichtige Anwendungsbereiche, bei denen sich die erforderlichen psychotherapeutischen Interventionen deutlich von den basalen Strategien unterscheiden.

5.1 Schizophrenie

Besonderheiten bei Schizophrenie

Wie bereits in Kapitel 1.3 berichtet, weisen schizophrene Patienten häufig soziale Kompetenzdefizite auf. Im Kontext eines Vulnerabilitäts-Stress-Coping-Modells der Schizophrenie wird angenommen, dass durch eine Verbesserung von sozialen Kompetenzen die Stressbelastung der Betroffenen reduziert und der Krankheitsverlauf verbessert werden kann. Bei dieser spezifischen Patientengruppe ergeben sich einige Besonderheiten, die bei der Behandlung berücksichtigt werden müssen: Beispielsweise gibt es Hinweise darauf, dass Patienten mit schweren psychischen Erkrankungen eine höhere Akzeptanz gegenüber stark strukturierten und vollstandardisierten Trainings zeigen als gegenüber teilstandardisierten Trainings. Zudem ist es wichtig, die Interventionen so zu strukturieren, dass sie an die *Defizite* der Patienten *in der Informationsverarbeitung und Aufmerksamkeit* sowie an das *Erregungsniveau angepasst* sind. Es sollte darauf geachtet werden, eine *Überstimulation der Patienten durch unstrukturierte,* nicht sorgsam geplante Sitzungen oder überfordernde Inhalte zu vermeiden. Darüber hinaus ist es besonders wichtig, durch entsprechende Übungen den *Alltagstransfer* in die Lebenswelt der Betroffenen vorzubereiten und auf diese Weise die Generalisierung zu verbessern. Zudem haben viele Patienten aufgrund ausgeprägten Misstrauens oder sozialer Ängsten Probleme, eine Gruppentherapie zu besuchen, sodass Interventionen zur Förderung der sozialen Kompetenz häufig in das *einzeltherapeutische Setting* integriert werden.

Das Integrierte Neurokognitive Therapieprogramm (vgl. Roder & Müller, 2013)

Das INT ist ein Gruppentherapieprogramm, das mittlerweile in zwölf Sprachen vorliegt und sowohl im stationären als auch im ambulanten Setting eingesetzt werden kann. Inhaltlich werden folgende Aspekte trainiert:

- *Aufmerksamkeits- und Interpretationsleistungen* werden durch den Einsatz von Bilderserien sozialer Situationen analysiert, interpretiert und trainiert.
- *Verbale Kommunikationsfähigkeiten* werden durch strukturierte Übungen des Hinhörens, Verstehens und Kommunizierens in realitätsnahen Situationen trainiert.
- Weitere *soziale Fähigkeiten* (z. B. Mimik, Körperhaltung, Tonfall) werden hoch strukturiert und rollenspielbasiert geübt, wobei die Übungssituationen einen starken Bezug zur Lebensrealität der Patienten aufweisen (z. B. Stationsleben, Wohnungs-/Arbeitssuche, Umgang mit Behörden, Verhalten am Arbeitsplatz, Freizeitkontakte).

Im Bereich der schizophrenen Störungen wird aktuell eine Variante individualisierter sozialer Kompetenztrainings für Personen mit akustischen Halluzinationen entwickelt. Die Personen trainieren im Kontakt mit Avataren ihre soziale Kompetenz gegenüber akustischen Halluzinationen (v. a. den „Stimmen") zu verbessern.

5.2 Substanzbezogene Störungen

Besonderheiten bei substanzbezogenen Störungen

Wie bereits in Kapitel 1.3 beschrieben, spielen soziale Kompetenzen nicht nur bei der Entstehung und Aufrechterhaltung substanzbezogener Störungen eine Rolle, sondern auch im Rückfallgeschehen. Verschiedenen Untersuchungen zufolge geht eine substanzielle Zahl von Rückfällen auf zwischenmenschliche Konflikte oder soziale Versuchungssituationen zurück. Da soziale Faktoren eine solche entscheidende rückfallbegünstigende Wirkung haben, widmen sich Interventionen zur Förderung sozialer Kompetenzen bei Alkoholabhängigkeit häufig direkt der *Stärkung von Kompetenzen im Ablehnen von Trinkaufforderungen.* Da der Alkohol oftmals ein wichtiges Hilfsmittel ist, selbst Kritik zu äußern; und eine wichtige Bewältigungsstrategie für den Umgang mit Kritik darstellt, sind Interventionen zum *selbstsicheren Umgang mit Kritik und Anerkennung häufig ein zweiter wichtiger Baustein der* Behandlungsprogramme.

Um die Generalisierung und den Alltagstransfer der Interventionen zu sichern, sollten die entsprechenden Interventionen sinnvoll in einen Gesamtbehandlungsplan eingebettet sein. Besonders wichtig ist dabei eine detaillierte und umfassende Exploration und Anamnese der *individuellen Lebensumstände,* der (früheren) *Konsumkontexte* (Funktionalität des Trinkens) sowie *antizipierbarer Schwierigkeiten* (z.B. in Hochrisikosituationen). Darüber hinaus sollten die zu übenden sozialen Situationen unmittelbare Relevanz für die Patienten besitzen und damit *alltagsnah* ausgerichtet sein. Da der Schwierigkeitsgrad von Hochrisiko- oder anderen kritischen sozialen Situationen (z.B. Kritik aus dem sozialen Umfeld) von Patienten häufig unterschätzt wird, lohnt es sich durchaus im *mittleren bis hohen Schwierigkeitsbereich zu üben* und *mehrfache Wiederholungen* durchzuführen. Dieses Vorgehen dient nicht nur dazu, die Ausführung zu verbessern, sondern auch dazu, die Selbstwirksamkeit der Betroffenen im Umgang mit Hochrisikosituationen zu fördern.

Das Strukturierte Trainingsprogramm zur Alkohol- und Rückfallprävention (vgl. Körkel & Schindler, 2003)

Das S.T.A.R. beinhaltet 15 Module, von denen sich zwei explizit dem Thema soziale Kompetenzen widmen:

- *Modul Soziale Situationen I:* Ablehnung von Trinkaufforderungen und Ansprechen der eigenen Abhängigkeit. Die Betroffenen erlernen Anhand von Verhaltenstrainings und Rollenspielen, auf welche Weise sie Aufforderungen zum Mittrinken erfolgreich standhalten.
- *Modul Soziale Situationen II:* Anerkennung und Kritik. In diesem Modul wird ein selbstsicherer und funktionaler Umgang mit Kritik und Anerkennung aus dem sozialen Umfeld der Betroffenen trainiert.

Ähnliche Interventionen zur Verbesserung der sozialen Kompetenz finden sich auch in Modulen für die Behandlung der Abhängigkeit von anderen Substanzen, beispielsweise zur *Cannabisabhängigkeit* (vgl. CANDIS, Hoch et al., 2010).

5.3 Persönlichkeitsstörungen

Interaktionelle Schwierigkeiten und interpersonelle Konflikte sind ein zentraler Bestandteil von Persönlichkeitsstörungen. Aus diesem Grund umfassen viele Interventionsprogramme zur Behandlung von Patienten mit Persönlichkeitsstörungen auch Interventionen zur Förderung sozialer Kompetenzen. Im Folgenden werden einige Beispiele dargestellt.

Emotional-instabile Persönlichkeitsstörung

Besonderheiten bei emotional-instabiler Persönlichkeitsstörung

Schwierigkeiten in der *Nähe-Distanz-Regulation*, Unsicherheit bzgl. der eigenen Wirkung auf den Interaktionspartner und ein ausgeprägtes *interpersonelles Misstrauen* sind typische interaktionelle Problembereiche von Patienten mit emotional-instabiler Persönlichkeitsstörung (vgl. Kapitel 1.3). Vor diesem Hintergrund ist ein Training sozialer Fertigkeiten und das sog. Skills-Training bei dieser Patientengruppe indiziert (Bohus & Wolf-Arehult, 2013). Ein bekanntes Beispiel für ein Programm, das unter anderem auf eine Verbesserung sozialer Kompetenzen abzielt, ist das *Skills-Training* in der Dialektisch-Behavioralen Therapie (DBT, Bohus & Wolf-Arehult, 2013). Das Skills-Training setzt sich aus mehreren Modulen zusammen, unter anderem dem Modul „Zwischenmenschliche Fertigkeiten“, welches ca. zehn Sitzungen umfasst. Ziel dieses Moduls ist es, dass die Betroffenen lernen, interaktionelle Konflikte zu bewältigen und eigene Ziele zu verfolgen – ohne die Beziehung zum Gegenüber aufs Spiel zu setzen oder die eigene Selbstachtung zu gefährden.

Ängstlich-vermeidende Persönlichkeitsstörung

Ein Hauptmerkmal der ängstlich-vermeidenden Persönlichkeitsstörung ist ein tiefgreifendes *Muster von Anspannung und Besorgtheit, Minderwertigkeitsgefühl* und Überempfindlichkeit gegenüber negativer Beurteilung. Die Betroffenen vermeiden engere zwischenmenschliche Kontakte im beruflichen und privaten Bereich und haben oft Probleme, enge zwischenmenschliche Bindungen aufzubauen. Das kann die Annahme der eigenen Unzulänglichkeit weiter verstärken. Aus diesem Grund ist das Training sozialer Fertigkeiten eine wichtige Säule der kognitiven Verhaltenstherapie bei vermeidend-selbstunsicherer Persönlichkeitsstörung. Bei der Behandlung der ängstlich-vermeidenden Persönlichkeitsstörung ergeben sich einige Besonderheiten (vgl. Fiedler & Marwitz, 2016, S. 10 ff.):

Besonderheiten bei ängstlich-vermeidender Persönlichkeitsstörung

- Personen mit einer vermeidend-selbstunsicheren PS befinden sich in einem permanenten *Annäherungs-Vermeidungskonflikt:* Auf der einen Seite steht ein ausgeprägtes Bedürfnis nach Bindung und bedingungsloser Akzeptanz, auf der anderen Seite die Angst vor Zurückweisung. Dies hat direkte Auswirkungen auf die Gestaltung der Therapeutin-Patient-Beziehung.
- Einer *funktionalen Beziehungsgestaltung* kommt – gerade im Hinblick auf die späteren, für die Betroffenen häufig sehr angstbesetzten Rollenspiele und Verhaltensübungen – eine besondere Bedeutung zu. Zu Beginn der Behandlung führen die Betroffenen häufig „Beziehungstests“ durch. Zu diesem Zeitpunkt ist es besonders wichtig, dass die Therapeutin versucht, dem Bedürfnis des Patienten nach bedingungsloser Wertschätzung entgegenzukommen und Verhaltensweisen, die die Betroffenen als Zurückweisung oder Ablehnung interpretieren könnten, soweit wie möglich zu

unterlassen. Sie sollte darauf vorbereitet sein, dass Betroffene ihre Bedürfnisse nicht offen äußern, sondern eher mit Rückzug reagieren bzw. ein submissiv-feindseliges Verhalten zeigen.
- Zu Beginn der Behandlung sollten veränderungsorientierte Interventionen (z.B. in Bezug auf soziale Fertigkeiten) nur dosiert angewendet werden; zudem sollte die Therapeutin auf einen *validierenden Umgang mit den Überforderungsgefühlen* des Patienten achten. Im Verlauf der Behandlung kann die Therapeutin immer konfrontativer mit dem zurückgezogenen oder auch distanziert-feindseligen Verhalten des Patienten umgehen.
- Schwerpunktmäßig sollten Fertigkeiten zur *Verbesserung der Kontaktfähigkeit* und Verringerung der sozialen Isolation sowie zum Durchsetzen von eigenen Bedürfnissen und Grenzen im Umgang mit bekannten und fremden Personen geübt werden. Parallel sollte ein wichtiger Fokus der Behandlung aber auch auf Strategien zur Angstbewältigung liegen (Expositionsverfahren).

Dissoziale Persönlichkeitsstörung (Aggressionsneigung und Impulskontrolle)

Besonderheiten bei dissozialer Persönlichkeitsstörung

Eine weitere wichtige Zielgruppe für Interventionen zur Förderung sozialer Kompetenzen sind Patienten mit dissozialen Persönlichkeitsstörungen. Verhaltenstherapeutische Behandlungsprogramme für diese Patientenstichprobe sind häufig multimodal angelegt und werden meist im institutionellen Kontext eingesetzt (Heimerziehung, forensische Psychiatrie, Strafvollzug). Da das Störungsbild häufig von *Störungen der Impulskontrolle* oder sogar *Gewaltneigung* dominiert wird, liegt ein wichtiger Fokus der Interventionen auf einer Verbesserung der Impulskontrolle und Aggressionsneigung. Hierzu existieren inzwischen mehrere Behandlungsprogramme, beispielsweise das *Anti-Aggressivitäts-Training* (AAT, Heilemann & Fischwasser-von Proeck, 2005).

Interventionsprogramme zur Behandlung erhöhter Aggressionsneigung und Verbesserung der Impulskontrolle beinhalten meist folgende Schwerpunkte:
- *Identifikation der interpersonellen Risikomerkmale* (individuell typische Auslöser für Impulskontrollverlust, Intentionsstörungen und Aggressivität),
- Verbesserung der *Wahrnehmung* interpersoneller Risikomerkmale und der individuell typischen affektiven Reaktionen auf diese Risikofaktoren,
- Praktisches Einüben von *alternativen Verhaltensweisen* sowie Anwendung von *Selbstkontrollstrategien* im Umgang mit aggressionsstimulierenden Bedingungen.

5.4 Die Forensik als spezifischer Anwendungsbereich

In den letzten Jahren hat sich der Maßregel- und Strafvollzug als weiterer wichtiger Anwendungsbereich für Interventionen zur Förderung sozialer Kompetenzen etabliert, da Defizite sozialer und emotionaler Kompetenzen auch als *Risikofaktoren für einen Rückfall* (erneute Delinquenz) eine Rolle spielen können. Eine Herausforderung für die Entwicklung entsprechender Interventionen ist die große Heterogenität der Zielstichprobe (im Maßregelvollzug finden sich viele verschiedene psychische Störungen, beispielsweise Schizophrenie, Substanzmissbrauch und spezifische Persönlichkeitsstörungen [dissoziale Persönlichkeitsstörung], die jeweils mit unterschiedlichen Defiziten einhergehen).

Besonderheiten in der Forensik

Für schizophrene Patienten im Maßregelvollzug, die weitere komorbide psychische Störungen aufweisen (Substanzmissbrauch, Persönlichkeitsstörungen), entwickelte Friedenstab (2013) das SEKT:

Soziale und emotionale Kompetenztraining im Maßregelvollzug (Friedenstab, 2013)

Das SEKT zielt sowohl auf eine Verbesserung der Selbst- und Impulskontrolle als auch auf eine Förderung sozialer Kompetenzen. Diese werden beispielsweise in folgenden Modulen adressiert:

- Modul 4 und 5: Gefühle wahrnehmen und Umgang mit Gefühlen.
- Modul 6: Umgang mit Stärken und Schwächen.
- Modul 7: Selbstsicheres Verhalten.

Die Autoren beziehen sich in leicht veränderter Form auf die von Hinsch und Pfingsten (2015) vorgeschlagenen Situationstypen (hier: „Recht durchsetzen", „Bedürfnisse ausdrücken", „Kontakte pflegen") und erweitern diese um den Typ „Versuchungen widerstehen", da diese bei Patienten mit komorbidem Substanzmissbrauch von besonderer Bedeutung sind:

- Modul 10 und 11: Konstruktiv Kritik üben und erfolgreich verhandeln.
- Modul 12: Gewalt verhindern.

Die Teilnehmer setzen sich mit dem Thema Gewalt auseinander, reflektieren eigene Opfer- und Tätererfahrungen und entwickeln Strategien, auf Gewalt von außen sicher und deeskalierend zu reagieren:

- Modul 13: Selbstkontrolltechniken. Stressmanagement in Situationen, die eine emotionale Reaktion auslösen könnten.

5.5 Autismus-Spektrum-Störungen

Besonderheiten bei Autismus-Spektrum-Störungen

Autismus-Spektrum-Störungen beinhalten ein charakteristisches Muster von *Funktionseinschränkungen in der sozialen Interaktion und Kommunikation*. In aktuellen Leitlinien werden Interventionen zum Aufbau und zur Förderung sozialer Kompetenzen daher explizit empfohlen. Behandlungsprogramme zur Verbesserung sozialer Fertigkeiten fokussieren häufig auf die *Verbesserung der Perspektivübernahme* und die *Analyse sozialer Situationen,* eine Verbesserung von *Kontaktfertigkeiten* mit unbekannten und nahen Bezugspersonen („Small Talk“ vs. Freundschaftsbeziehungen) sowie eine Erhöhung der allgemeinen *Konfliktfähigkeit*. Die Grundsymptomatik der Teilnehmer kann zu verschiedenen Problemen in der Behandlung führen: Beispielsweise haben einige Teilnehmer Probleme, die zeitliche Sitzungsstruktur einzuhalten (Termine vergessen, zu spät kommen etc.). Häufig benötigen die Betroffenen ein größeres Maß an Struktur. Darüber hinaus sollte die Therapeutin auch ihren Sprachstil anpassen, da die Betroffenen häufig Schwierigkeiten haben, mehrdeutige Formulierungen, Metaphern, Sprichwörter oder Ironie zu verstehen. Generell ist es wichtig, in der Behandlung sehr kleinschrittig vorzugehen und Übungen mit einer hohen Alltagsrelevanz einzuplanen, um einen guten Transfer in den Alltag der Teilnehmer zu ermöglichen. Gawronski, Pfeiffer und Vogeley (2012) haben ein „Gruppentraining für Autismus im Erwachsenenalter (GATE)“ entwickelt. Ziel des Programmes ist eine Vermittlung von Verarbeitungs- und Bewältigungsstrategien in Bezug auf spezifische, mit Autismus zusammenhängende Probleme. Das GATE umfasst 15 Sitzungen, davon befassen sich fünf Sitzungen explizit mit der Vermittlung sozialer Kompetenzen.

5.6 Mediale Kommunikationskompetenz

Vor- und Nachteile von virtueller Kommunikation

Jede Person, die über eine funktionierende Internetverbindung verfügt, kann sich zu jeder Zeit, mit jedem (bei Bedarf auch anonym) austauschen und vernetzen. Soziale Interaktion findet also nicht mehr nur Face-to-Face, sondern immer häufiger medial vermittelt, digital, statt. Die sich dadurch ergebenden Veränderungen haben sowohl Vor- als auch Nachteile:

- Auf der einen Seite bieten medial vermittelte, virtuelle Kommunikationskanäle vielseitige Möglichkeiten, soziale Kontakte zu knüpfen, diese auch über größere Distanzen aufrechtzuerhalten und soziale Unterstützung zu erhalten. Das Internet mit sozialen Netzwerken und vielfältigen Kommunikationskanälen bietet insbesondere sozial ängstlichen, selbstunsicheren oder auch sehr zurückgezogenen depressiven Personen eine niedrigschwellige Möglichkeit, sich mit anderen auszutauschen und Kontakte aufzubauen.

- Auf der anderen Seite kann eine zu exzessive, dysfunktionale Nutzung virtueller Kommunikationskanäle auch negative Auswirkungen haben. Beispielsweise wenn sie in einer totalen Vermeidung „realer“ sozialer Kontakte (Parallelwelt) oder sogar einer Internetsucht resultiert.

Besonderheiten virtueller Kommunikation

Vielen Menschen ist nicht bewusst, dass soziale Interaktion über Medien wie Smartphone oder Computer andere sozial-mediale Fertigkeiten erforderlich macht:

- Etablierte Kommunikationskanäle entfallen; neue kommen hinzu. Beispielsweise werden nonverbale Signale meist in einer abgewandelten Form übermittelt; durch Emoticons, Aktionswörter und Inflektive (*drück*, *hüpf*, *freu*) sowie Kommunikationspausen und -frequenz. Schreien wird in virtuellen Kanälen häufig durch Großschreibung gekennzeichnet.
- Durch die zunehmende Anonymisierung in der Internetkommunikation entfallen soziale Hinweisreize („social cues“), wie z.B. Geschlecht, Alter oder Herkunft, was zu einer „kommunikativen Enthemmung“ führen kann: Insbesondere bei Jugendlichen und jungen Erwachsenen erhöht sich die Wahrscheinlichkeit, Opfer von Cybermobbing zu werden.
- Nicht zu unterschätzen ist darüber hinaus das Risiko, bei exzessiven und einseitigem Medienkonsum eine adäquate Face-to-Face-Kommunikation zu verlernen, was gleichermaßen die Entstehung und die Aufrechterhaltung sozialer Kompetenzdefizite begünstigen kann. Der Anteil an Personen, der täglich mehr Zeit durch elektronische Kommunikation – verbunden mit anderen Kommunikationsregeln – verbringt als durch Face-to-Face-Kommunikation, dürfte weiter ansteigen.

Es liegt nahe, das Konzept sozialer Kompetenz, welches sich in klassisch klinisch-psychologischen Trainings auf die Face-to-Face-Kommunikation konzentriert, um Kompetenzen im Bereich des sozial-medialen Wissens zu erweitern.

5.7 Virtual Reality Tools zur Förderung sozialer Kompetenzen

In den letzten Jahren finden E-Mental-Health-Programme wie internetbasierte Psychotherapie oder das Thema *Virtual Reality (VR)-Therapie* zunehmend ihren Platz im Gesundheitswesen. Als Stichworte für Interessierte sollen in diesem Zusammenhang das Digitale Versorgung-Gesetz (DVG) sowie das Verzeichnis digitaler Gesundheitsanwendungen (DiGA) genannt werden. VR-Interventionen erfolgen mediengestützt durch moderne Virtual-Reality-Technologien. Durch Computersimulationen und spezifische VR-Technologien können vielfältige Umgebungen geschaffen werden, die sonst nur aufwändig herzustellen wären. VR-Interventionen werden vor allem in der Expositionstherapie angewendet („In-virtuo"-Exposition), beispielsweise zur Behandlung von spezifischen Phobien (Flugangst, Höhenangst, Spinnenphobie), sozialer Phobie, Panikstörung und Posttraumatischen Belastungsstörungen. In den letzten Jahren werden VR-Interventionen zunehmend auch zur Förderung sozialer Kompetenzen genutzt. Dazu werden soziale Situationen in virtuellen Realitäten kreiert, in denen der Patient typische Übungen zur Förderung sozialer Kompetenzen durchführen muss, wie beispielsweise Kontakte knüpfen, eine Bitte äußern, sich abgrenzen.

Virtuelle Realität: Chancen und Risiken

Prinzipiell bieten solche Interventionen viele Chancen. Beispielsweise können die Stimuli, die dem Patienten dargeboten werden (z. B. die Reaktion des Gegenübers, die Art der sozialen Situation) – und damit die sozialen Situationen – sehr gut kontrolliert werden. Kurze Interaktionen können wiederholt geprobt und einzelne Komponenten sozial-emotionaler Kompetenzen spezifisch geübt werden (social recognition tasks). Zudem erleben einige Patienten in den virtuellen Situationen eine größere Sicherheit und können sich deswegen in eigentlich schwierigeren und komplexeren Situationen freier ausprobieren.

Durch das künstlich (virtuell) geschaffene Setting entstehen jedoch auch Schwierigkeiten, die von der Therapeutin berücksichtigt werden müssen: Es ist wichtig, dass die sozialen Situationen auch tatsächlich „realistisch" konstruiert sind. Sie müssen so strukturiert wie nötig und gleichzeitig so flexibel wie möglich sein, damit der Patient sein Interaktionsverhalten frei gestalten und auch tatsächlich einen Lernerfolg haben kann. Anwendungsgebiete, in denen VR-Interventionen zur Förderung sozialer Kompetenzen schon recht etabliert sind, sind beispielsweise Autismus-Spektrum-Störungen und Schizophrenie. Häufig werden sie zusätzlich zu kognitiv-behavioralen Therapieprogrammen angewendet. Studien berichten gute Effekte der VR-Interventionen und bewerten sie als gute ergänzende Methode zu klassischen Interventionen.

6 Evidenzlage, Effektivität und Prognose

Seit Entwicklung der ersten sozialen Kompetenztrainings hat sich eine große Zahl an Untersuchungen mit der Anwendbarkeit und Wirksamkeit sozialer Kompetenztrainings beschäftigt. Im Rahmen einer Literatursuche in der Datenbank „Web of Science", konnten die Autorinnen fast 1.200 Studien identifizieren, die sich mit diesem Thema beschäftigten. Die jeweiligen Studien sind jedoch sehr heterogen, was bei der Interpretation der Ergebnisse berücksichtigt werden muss.

- Ein Teil der Untersuchungen bezieht sich primär auf die Effektivität sozialer Kompetenztrainings für die *Verbesserung basaler Verhaltensfertigkeiten*.
- Andere Studien stellen zusätzlich die Effektivität für *störungsübergreifend relevante Erfolgsvariablen* in den Vordergrund (z. B. Funktionsniveau, Psychopathologie).
- Darüber hinaus beziehen weitere Studien die Effektivität für eine *störungsspezifische Symptomreduktion* in ihre Untersuchungen mit ein (z. B. Ausmaß der Depressivität, der Ängstlichkeit oder der Negativsymptomatik bei Schizophrenie).

Auch die *Art der untersuchten Interventionen* unterscheidet sich: Während einige Studien tatsächlich die Effektivität isolierter sozialer Kompetenztrainings prüfen, beziehen sich andere auf Interventionsprogramme, in denen soziale Kompetenztrainings lediglich als einer von mehreren Bausteinen eines umfassenderen Behandlungsprogramms untersucht wurden. Insgesamt fällt bei der Sichtung der Studien auf, dass viele basale Wirksamkeitsuntersuchungen, beispielsweise bezüglich Angststörungen oder Depressionen bereits in den 1970er und 1980er Jahren durchgeführt wurden. Diese Studien fanden meist deutliche Effekte für den Aufbau von sozialen Verhaltensfertigkeiten. Jüngere Studien beschäftigen sich eher mit der Wirksamkeit von Varianten der Methode in spezifischen Anwendungsbereichen („Relating Therapy" oder „Avatartherapie" bei Schizophrenie, Verwendung von Virtual Reality Methoden bei Autismus-Spektrum-Störungen, vgl. hierzu auch Kapitel 6.2) oder untersuchen differenzielle Fragestellungen (z. B. additive Effekte sozialer Kompetenztrainings zusätzlich zu einer störungsspezifischen Therapie bei sozialer Phobie).

6.1 Wirksamkeit „klassischer" sozialer Kompetenztrainings

Effekte „klassischer" sozialer Kompetenztrainings

Soziale Kompetenztrainings gehören zu den am meisten untersuchten Verfahren der Verhaltenstherapie. Dass eine Verbesserung sozialer Kompetenzen durch entsprechende Interventionen prinzipiell möglich ist, konnte in vielen Untersuchungen an klinischen und nicht klinischen Stichproben gezeigt werden (vgl. Gregus, Failes, Ramirez, Harrington, Welcome & Schwartz-Mette, 2020): Beispielsweise berichten Hinsch und Pfingsten (2015) von positiven Effekten ihres Gruppentrainings sozialer Kompetenzen (GSK) auf die Erfolgs- und Misserfolgsattribution, sowie die Skalen des Unsicherheitsfragebogens (z. B. „Fordern können", „Nicht ‚Nein' sagen können"). Diese Effekte zeigten sich sowohl an einer Stichprobe von sozial unsicheren Erwachsenen als auch an einer studentischen Stichprobe, bei der die Ergebnisse auch im Follow-up (sieben bis neun Wochen) konsistent blieben. Mehrere systematische Reviews und Metaanalysen belegen zudem die Wirksamkeit sozialer Kompetenztrainings in verschiedenen klinischen Stichproben, beispielsweise bei depressiven Erkrankungen (Cuijpers, van Straten, Andersson & van Oppen, 2008), bei Schizophrenie (vgl. Kapitel 5.1) oder substanzbezogenen Störungen (vgl. Kapitel 5.2). Dabei zeigen neuere, multimodal ausgerichtete soziale Kompetenztrainings, die neben der Verbesserung konkreter Verhaltensfertigkeiten auch auf Veränderungen auf kognitiver und emotionaler Ebene fokussieren (Emotionsregulation, Selbststeuerung), insgesamt eine bessere Wirkung als monomodale Trainings (vgl. auch Kapitel 1.4).

Darüber hinaus existieren zahlreiche Untersuchungen an sozialphobischen Personen. In einer Studie von Herbert et al. (2005) wurden die Effekte von Gruppen-KVT mit sozialem Kompetenztraining plus Gruppentherapie (SKT) verglichen. Die Ergebnisse zeigten, dass das SKT die allgemeinen Effekte über die Ergebnisse der KVT hinaus verbesserte. In der SKT-Gruppe gab es zudem mehr Treatment Responder (79 % vs. 38 %). Darüber hinaus stellten verblindete Rater in der SKT-Gruppe Verbesserungen in sozialen Fertigkeiten fest. Allerdings muss einschränkend gesagt werden, dass die Effekte der Studie insgesamt recht gering waren. Dies führten Herbert et al. (2005) auf die Tatsache zurück, dass möglicherweise durch das Hinzufügen der SKT zu wenig Zeit für andere Interventionen übrig blieb.

In einer aktuelleren Studie führten Beidel et al. (2014) ein RCT durch, um die additive Wirksamkeit sozialer Kompetenztrainings zu testen. 106 Patienten mit sozialer Phobie durchliefen dazu entweder eine Expositionstherapie, eine Kombination aus Expositionstherapie und sozialem Kompetenztraining (hier als Social Effectiveness Therapy [SET] bezeichnet) oder eine Wartekontrollgruppe. Sowohl in der Expositionstherapie als auch in der Social Effectiveness Therapy reduzierte sich die allgemeine Psychopathologie nach der Behandlung im Vergleich zur Wartekontrollgruppe. 67 % der Patienten in der SET-Gruppe und 54 % der Patienten in der Expositionsgruppe erfüllten nicht länger die Kriterien für eine soziale Phobie (Unterschied statistisch nicht signifikant). Im Vergleich zur Expositionstherapie zeigten die Patienten in der SET allerdings bessere soziale Fertigkeiten. In beiden Gruppen ergab sich eine Verbesserung der sozialen Angst in Selbst- und Fremdbericht. Beidel et al. (2014) schlussfolgern, dass beide Interventionen wirksam sind; die SET aber zusätzlich positive Effekte auf Social Distress und Soziales Verhalten haben kann.

Zusammenfassend lässt sich feststellen, dass Wirksamkeitsnachweise auch in Bezug auf soziale Phobie durchaus gegeben sind. Allerdings sollte die *Indikation* zur Durchführung von Interventionen zur Förderung sozialer Kompetenz jeweils kritisch geprüft werden. Die Therapeutin sollte berücksichtigen, dass der Einsatz eines sozialen Kompetenztrainings die *störungsspezifische Bearbeitung der aufrechterhaltenden Bedingungen nicht ersetzen* kann. Und sie sollte darauf achten, die ohnehin hohen Leistungsansprüche der Patienten an das eigene Verhalten nicht zu verstärken. Trotzdem kann ein soziales Kompetenztraining auch bei sozialer Phobie eine *wichtige therapeutische Ergänzung* darstellen.

6.2 Spezifische Wirksamkeit von Varianten und Weiterentwicklungen

Effekte auf Negativsymptomatik und Psychopathologie

Die Wirksamkeit sozialer Kompetenztrainings im Rahmen der Behandlung schwerer psychischer Erkrankungen wie beispielsweise der Schizophrenie, ist inzwischen sehr gut untersucht und abgesichert. Metanalysen zeigen, dass sich soziale Kompetenztrainings nicht nur positiv auf die soziale Funktionsfähigkeit auswirken, sondern auch Effekte auf die Negativsymptomatik und die Rezidivrate der Betroffenen haben können (Browne et al., 2020; Turner et al., 2018).

Beispielsweise untersuchten Turner und Kollegen (2018) in einer umfangreichen aktuellen Metaanalyse (27 RCTs; insgesamt $N = 1437$ Probanden mit psychotischen Symptomen) die Wirksamkeit sozialer Kompetenztrainings auf verschiedene Erfolgsvariablen:

- In Bezug auf die Verbesserung der *Negativsymptomatik* zeigte sich eine Überlegenheit von sozialem Kompetenztraining gegenüber treatment as usual (TAU), einer aktiven Kontrollgruppe und einer gepoolten Vergleichsgruppe.
- In Bezug auf die *Verbesserung der allgemeinen Psychopathologie* zeigte sich eine Überlegenheit gegenüber TAU und der gepoolten Vergleichsgruppe.

- Die Effekte des sozialen Kompetenztrainings blieben auch zum Follow-up-Zeitpunkt bestehen; das soziale Kompetenztraining zeigte also auch eine langfristige Wirksamkeit.

Die Autoren weisen in ihrer Untersuchung noch einmal besonders darauf hin, dass die Effekte sozialer Kompetenztrainings in der Behandlung der Negativsymptomatik vergleichbar mit den Effekten kognitiver Verhaltenstherapie (KVT) für die Positivsymptomatik sind, obwohl das soziale Kompetenztraining im Gegensatz zur KVT noch nicht in allen Behandlungsrichtlinien für psychologische Interventionen empfohlen wird. Das soziale Kompetenztraining hat nach Auffassung von Turner et al. (2018) Potenzial für eine noch breitere klinische Anwendung bei dieser Patientenstichprobe.

Die Wirksamkeit des „Integrierten Neurokognitiven Therapieprogramms bei schizophren Erkrankten" (INT; Roder & Müller, 2013, vgl. Kapitel 5.1) wurde in einer groß angelegten Evaluationsstudie unter verschiedenen Versorgungsbedingungen mit insgesamt 1329 schizophren Erkrankten empirisch überprüft. Es konnten Verbesserungen in verschiedenen Funktionsbereichen (kognitive Fähigkeiten, Sozialverhalten, Psychopathologie) nachgewiesen werden; die Therapieeffekte nahmen sogar tendenziell nach einer durchschnittlichen Katamnesedauer von 8,1 Monaten weiter zu.

Effekte von Virtual Reality Tools

Eine interessante Innovation des sozialen Kompetenztrainings bei Schizophrenie ist der Einsatz von *Virtual Reality Tools* für Rollenspiele. In einer randomisiert-kontrollierten Studie an 91 Schizophrenie-Patienten verglichen Park und Kollegen (2011) den Effekt von „Virtual Reality gestütztem Rollenspiel" (SST-VR) mit dem Effekt, der sich durch den Einsatz klassischer Techniken im Rollenspiel (SST-TR) erzielen ließ. In der SST-VR-Gruppe zeigten sich eine höhere Motivation der Teilnehmer und eine stärkere Generalisierung der Skills als in der SST-TR-Gruppe. Die SST-VR-Gruppe zeigte eine stärkere Verbesserung im Bereich der Gesprächsführungs-Skills und eine erhöhte Selbstsicherheit, aber eine geringere Verbesserung in den nonverbalen Skills. Es gibt also Hinweise darauf, dass Virtual Reality Tools eine sinnvolle Ergänzung sozialer Kompetenztrainings darstellen.

Effekte bei substanzbezogenen Störungen

Soziale Kompetenzen spielen bei substanzbezogenen Störungen sowohl für die Entstehung als auch für die Aufrechterhaltung und das Rückfallgeschehen eine wichtige Rolle (vgl. Kapitel 5.2). Die Wirksamkeit von Interventionen zur Förderung sozialer Kompetenzen bei der Behandlung von Alkoholabhängigkeit wurde in mehreren Studien bestätigt. Beispielsweise wiesen in einer umfassenden Metaanalyse von insgesamt 361 kontrollierten Studien soziale Kompetenztrainings gute Effekte auf verschiedene alkoholbezogene Erfolgsparameter auf (vgl. Miller & Wilbourne, 2002). In einer aktuellen randomisiert-kontrollierten multizentrischen Studie an $N=343$ Patientinnen mit posttraumatischer Belastungsstörung (PTBS) und komorbider Substanzabhängigkeit wurden drei verschiedene Behandlungsansätze verglichen: (1) Das

„Strukturierte Trainingsprogramm zur Alkohol- und Rückfallprävention" (S.T.A.R.) plus „treatment as usual" (TAU), (2) „Seeking Safety" (ein coping-orientierter Ansatz) plus TAU, sowie (3) TAU alleine. Die drei Behandlungsbedingungen wiesen die gleiche Effektivität in Bezug auf die PTBS-Symptomatik auf. In Bezug auf die Verbesserung der Depressivität und der Emotionsregulation war „Seeking Safety" plus TAU der TAU überlegen. In Bezug auf die Anzahl substanzfreier Tage und die Schwere des Alkoholkonsums war S.T.A.R plus TAU der TAU überlegen. Die Autoren werten das Ergebnis als Beleg für die Effektivität des S.T.A.R-Ansatzes speziell bei alkoholbezogenen Störungen (vgl. Schäfer et al., 2019).

Effekte bei Persönlichkeitsstörungen

Trainings interaktioneller Fertigkeiten haben sich auch in der Behandlung von Persönlichkeitsstörungen bewährt (Gregus et al., 2020). Für die Behandlung von *Cluster C-Persönlichkeitsstörungen* konnte beispielsweise Simon (2009) in einer Metaanalyse die *Überlegenheit eines Interpersonellen Sozialen Kompetenztrainings (ISST) gegenüber einer* Intimacy-Focus-Intervention und einer expositionsbasierten Behandlung in einem 3-Monats-Follow-up nachweisen. Wird das ISST um kognitive Interventionen ergänzt, zeigen sich langfristig (6-Monats-Follow-up) bessere Effekte. Die ökologische Validität erscheint zudem durch alltagsrelevante Übungselemente positiv beeinflusst.

Effekte bei dissozialer Persönlichkeitsstörung

In Bezug auf die *dissoziale Persönlichkeitsstörung* wurden mehrere multimodale Behandlungsprogramme untersucht, die einen Baustein mit Interventionen zur Förderung sozialer Kompetenzen beinhalten: Die entsprechenden Studien zeigen beispielsweise eine Reduktion von Vermeidung, Impulsivität, Aggressivität und Paranoia sowie eine Verbesserung des sozialen Problemlösens (vgl. Gregus et al., 2020).

In Kapitel 5.4 wurde das „Soziale und emotionale Kompetenztraining im Maßregelvollzug" (SEKT) vorgestellt. Die Ergebnisse einer aktuellen Evaluationsstudie bestätigen die kurz- und mittelfristige Effektivität des Behandlungsprogrammes (6-Monats Katamnese) in Bezug auf eine Verbesserung des Sozialverhaltens, Umgang mit sozialen Problemsituationen sowie Unterstützung von Behandlung und Entlassungsvorbereitung. Das Training wurde zudem von den Teilnehmern selbst als hilfreich bewertet (Friedenstab, 2013).

Effekte bei Autismus-Spektrum-Störungen

Spain und Blainey (2015) führten ein sehr differenziertes Review zur Effektivität sozialer Kompetenztrainings bei „High functioning"-Autismus im Erwachsenenalter durch. In den fünf eingeschlossenen Untersuchungen wurden insgesamt deutliche Effekte gruppenbasierter sozialer Kompetenztrainings bei Erwachsenen mit hochfunktionalem Autismus berichtet. Diese zeigten sich in (1) einer Zunahme sozialen Wissens und Verstehens, (2) einer Steigerung des sozialen Funktionsniveaus, vor allem in Bezug auf eine Verringerung des Einsamkeitserlebens, und (3) in einer Linderung komorbider psychischer Symptome der Betroffenen (Ängstlichkeit, Depressivität).

6.3 Zusammenfassung und Ausblick

Zentrales Standardverfahren

Trainings zur Förderung sozialer Kompetenzen gehören zu den häufig untersuchten Interventionsverfahren in der Verhaltenstherapie und haben sich als verhaltenstherapeutisches Standardverfahren in vielen Anwendungsbereichen bewährt. Folgende Aspekte haben sich als besonders wichtig erwiesen:

- Neuere, multimodal ausgerichtete soziale Kompetenztrainings, die neben der Verbesserung konkreter Verhaltensfertigkeiten auch auf Veränderungen auf kognitiver und emotionaler Ebene fokussieren (Veränderung dysfunktionaler Kognitionen, Verbesserung der Emotionsregulation und Selbststeuerung), weisen insgesamt eine bessere Wirkung auf als monomodale Trainings (vgl. auch Kapitel 1.4). Aus diesem Grund verweisen wir in Kapitel 3 wiederholt auf die Wichtigkeit kognitiver Interventionen (Berücksichtigung dysfunktionaler Schemata) sowie ggf. Interventionen zur Impulskontrolle und Emotionsregulation bei sozialen Komptenztrainings.
- Mehrere Studien haben gezeigt, dass soziale Kompetenztrainings auch langfristig wirksam sein können. Wichtig ist dafür jedoch die Integration von Techniken zur Verbesserung des Alltagstransfers und zur Generalisierung der Interventionen. Aus diesem Grund sollten sowohl standardisierte als auch individualisierte Übungen durchgeführt werden. Zudem sind regelmäßige Hausaufgaben und Interventionen zur Verbesserung des Selbstmanagements und der Entwicklung von „Metakompetenzen" (soziales Problemlösen) von besonderer Bedeutung.
- Studien zeigen, dass sich soziale Verhaltensfertigkeiten bei vielen Störungsbildern gut trainieren lassen, auch die allgemeine Psychopathologie verbessert sich häufig. Soziale Kompetenztrainings können zudem additive Effekte, zusätzlich zu einer kognitiv-behavioralen Behandlung haben.

Fazit

Soziale Kompetenztrainings können bei Vorliegen der entsprechenden Indikation eine wirkungsvolle Ergänzung in einem kognitiv-behavioralen Behandlungskonzept darstellen. In manchen Anwendungsgebieten, in denen die sozialen Kompetenzprobleme zentral ursächlich für die Gesamtsymptomatik sind, zeigen soziale Kompetenztrainings sogar eine alleinige Wirkung. In anderen Anwendungsbereichen ist für eine umfassende und langfristige Verbesserung der Gesamtsymptomatik eines Patienten zusätzlich eine störungsspezifische kognitiv-behaviorale Behandlung erforderlich.

7 Weiterführende Literatur

Güroff, E. (2019). *Selbstsicherheit und soziale Kompetenz: Das Trainingsprogramm TSK mit Basis- und Aufbauübungen* (3. Aufl.). Stuttgart: Klett-Cotta.

Hinsch, R. & Pfingsten, U. (Hrsg.). (2015). *Gruppentraining sozialer Kompetenzen GSK* (6. Aufl.). Weinheim: Beltz.

Stenzel, N.M. & de Veer, A.-M. (in Vorb.). *Soziales Kompetenztraining. Eine Materialiensammlung*. Göttingen: Hogrefe.

8 Literatur

Albani, C., Schmutzer, G., Blaser, G., Körner, A., Nawroth, C., Geyer, M. et al. (2006). Die Entwicklung einer Kurzversion (U-Bogen-24) des Unsicherheitsfragebogens von Ullrich und Ullrich de Muynck. *PPmP - Psychotherapie Psychosomatik Medizinische Psychologie, 56,* 118–127. https://doi.org/10.1055/s-2005-915332

Alsleben, H. & Hand, I. (2013). *Soziales Kompetenztraining: Gruppentherapie bei sozialen Ängsten und Defiziten.* München: Elsevier. https://doi.org/10.1007/978-3-7091-1080-5

Beidel, D.C., Alfano, C.A., Kofler, M.J., Rao, P.A., Scharfstein, L. & Wong Sarver, N. (2014). The impact of social skills training for social anxiety disorder: a randomized controlled trial. *Journal of Anxiety Disorders, 28*(8), 908–918. https://doi.org/10.1016/j.janxdis.2014.09.016

Bohus, M. & Wolf-Arehult, M. (2013). *Interaktives Skillstraining für Borderline-Patienten. Das Therapeutenmanual* (2. Aufl.). Stuttgart: Schattauer.

Browne, J., Mueser, K.T. & Pratt, S.I. (2020). Social skills training for persons with schizophrenia. In D.W. Nangle, C.A. Erdley & R.A. Schwartz-Mette (Eds.), *Social Skills Across the Life Span. Theory, Assessment, and Intervention.* San Diego: Elsevier.

Cuijpers, P., Straten, A. van, Andersson, G. & Oppen, P. van (2008). Psychotherapy for depression in adults: a meta-analysis of comparative outcome studies. *Journal of Consulting and Clinical Psychology, 76*(6), 909–922. https://doi.org/10.1037/a0013075

Dam-Baggen, R. van & Kraaimaat, F. (2007). *Soziales Kompetenztraining, eine kognitiv-verhaltenstherapeutische Gruppenbehandlung sozialer Angst und sozialer Kompetenz.* Verfügbar unter: https://www.researchgate.net/publication/261097407_Soziales_Kompetenz training

Fiedler, P. & Herpertz, S. (2016). *Persönlichkeitsstörungen* (7. Aufl.). Weinheim: Beltz.

Fiedler, P. & Marwitz, M. (2016). Selbstunsichere und ängstlich-vermeidende Persönlichkeitsstörungen. *PSYCH up2date, 10*(03), 215–234. https://doi.org/10.1055/s-0042-103824

Friedenstab, T. (2013). *Soziales und emotionales Kompetenztraining (SEKT) für psychisch kranke Straftäter mit Erkrankungen aus dem schizophrenen Formenkreis und komorbiden Störungen wie Substanzmissbrauch und Persönlichkeitsstörungen. SEKT im Maßregelvollzug* (Bd. 2). Lengerich: Pabst Science Publishers.

Fydrich, T. & Bürgener, F. (1999). Ratingskala für soziale Kompetenz. In J. Margraf & K. Rudolph (Hrsg.), *Soziale Kompetenz - soziale Phobie. Anwendungsfelder, Entwicklungslinien, Erfolgsaussichten* (S. 81–96). Baltmannsweiler: Schneider Hohengehren.

Gawronski, A., Pfeiffer, K. & Vogeley, K. (2012). *Hochfunktionaler Autismus im Erwachsenenalter: Verhaltenstherapeutisches Gruppenmanual.* Weinheim: Beltz.

Gregus, S.J., Failes, E.R., Ramirez, E., Harrington, R., Welcome, P. & Schwartz-Mette, R.A. (2020). Intervening with Adults. In D.W. Nangle, C.A. Erdley & R.A. Schwartz-Mette (Eds.), *Social Skills Across the Life Span. Theory, Assessment, and Intervention* (pp. 139–159). San Diego: Elsevier. https://doi.org/10.1016/B978-0-12-817752-5.00007-X

Grover, R.L., Nangle, D.W., Buffie, M. & Andrews, I.A. (2020). Defining Social Skills. In D.W. Nangle, C.A. Erdley & R.A. Schwartz-Mette (Eds.), *Social Skills Across the Life Span. Theory, Assessment, and Intervention* (pp. 3–24). San Diego: Elsevier. https://doi.org/10.1016/B978-0-12-817752-5.00001-9

Guhn, A., Köhler, S. & Brakemeier, E.-L. (2019). *Kiesler-Kreis-Training. Manual zur Behandlung interpersoneller Probleme.* Weinheim: Beltz.

Güroff, E. (2018). *Das Training sozialer Kompetenzen (TSK) in der stationären Praxis. Das Manual.* Stuttgart: Klett-Cotta.

Güroff, E. (2019). *Selbstsicherheit und soziale Kompetenz: Das Trainingsprogramm TSK mit Basis- und Aufbauübungen* (3. Aufl.). Stuttgart: Klett-Cotta.

Hautzinger, M. (2013). *Kognitive Verhaltenstherapie bei Depressionen* (7. Aufl.). Weinheim: Beltz.

Heilemann, M. & Fischwasser-von Proeck, G. (2005). *Gewalt wandeln. Das Anti-Aggressivitäts-Training AAT* (2. Aufl.). Lengerich: Pabst.

Helbig-Lang, S. & Petermann, F. (2012). Hausaufgaben in der Psychotherapie. *Zeitschrift für Psychiatrie, Psychologie und Psychotherapie, 60*(2), 89–91. https://doi.org/10.1024/1661-4747/a000103

Herbert, J.D., Gaudiano, B.A., Rheingold, A.A., Myers, V.H., Dalrymple, K. & Nolan, E.M. (2005). Social skills training augments the effectiveness of cognitive behavioral group therapy for social anxiety disorder. *Behavior Therapy, 36*(2), 125–138. https://doi.org/10.1016/S0005-7894(05)80061-9

Hinsch, R. & Pfingsten, U. (Hrsg.). (2015). *Gruppentraining sozialer Kompetenzen GSK* (6. Aufl.). Weinheim: Beltz.

Hoch, E., Zimmermann, P., Henker, J., Rohrbacher, H., Noack, R., Bühringer, G. & Wittchen, H.-U. (2010). *Modulare Therapie von Cannabisstörungen: Das CANDIS-Programm.* Göttingen: Hogrefe.

Kamper-DeMarco, K.E., Shankman, J., Fearey, E., Lawrence, H.R. & Schwartz-Mette, R.A. (2020). Linking Social Skills and Adjustment. In D.W. Nangle, C.A. Erdley & R.A. Schwartz-Mette (Eds.), *Social Skills Across the Life Span. Theory, Assessment, and Intervention* (pp. 47–66). San Diego: Elsevier. https://doi.org/10.1016/B978-0-12-817752-5.00003-2

Kanning, U.P. (2003). *Diagnostik sozialer Kompetenzen.* Göttingen: Hogrefe.

Kanning, U.P. (2009). *ISK – Inventar Sozialer Kompetenzen.* Göttingen: Hogrefe.

Kanning, U.P. (2015). *Soziale Kompetenzen fördern* (Bd. 10, 2. Aufl.). Göttingen: Hogrefe. https://doi.org/10.1026/02697-000

Kiesler, D.J. (1983). The 1982 Interpersonal Circle: A taxonomy for complementarity in human transactions. *Psychological Review, 90*(3), 185–214. https://doi.org/10.1037/0033-295X.90.3.185

Kingery, J.N., Erdley, C.A. & Scarpulla, E. (2020). Developing social skills. In D.W. Nangle, C.A. Erdley & R.A. Schwartz-Mette (Eds.), *Social Skills Across the Life Span. Theory, Assessment, and Intervention* (pp. 25–45). San Diego: Elsevier.

Kolbeck, S. & Maß, R. (2009). *SASKO – Fragebogen zu sozialer Angst und sozialen Kompetenzdefiziten: Testmanual und Materialien.* Göttingen: Hogrefe.

Körkel, J. & Schindler, C. (2003). *Rückfallprävention mit Alkoholabhängigen: Das strukturierte Trainingsprogramm S.T.A.R.* Heidelberg: Springer. https://doi.org/10.1007/978-3-662-09788-5

Legenbauer, T. & Vocks, S. (2014). *Manual der kognitiven Verhaltenstherapie bei Anorexie und Bulimie* (2. Aufl.). Heidelberg: Springer. https://doi.org/10.1007/978-3-642-20385-5

McCullough, J.P. (2003). Treatment for chronic depression using Cognitive Behavioral Analysis System of Psychotherapy (CBASP). *Journal of Clinical Psychology, 59*(8), 833–846. https://doi.org/10.1002/jclp.10176

Miller, W.R. & Wilbourne, P.L. (2002). Mesa Grande: A methodological analysis of clinical trials of treatment for alcohol use disorders. *Addiction, 97*(3), 265–277. https://doi.org/10.1046/j.1360-0443.2002.00019.x

Park, K.-M., Ku, J., Choi, S.-H., Jang, H.-J., Park, J.-Y., Kim, S.I. et al. (2011). A virtual reality application in role-plays of social skills training for schizophrenia: a randomized, controlled trial. *Psychiatry Research, 189*(2), 166–172.

Roder, V. & Müller, D.R. (2013). *INT – Integrierte neurokognitive Therapie bei schizophren Erkrankten.* Berlin: Springer. https://doi.org/10.1007/978-3-642-21440-0

Rosenberg, M.B. (2016). *Gewaltfreie Kommunikation* (12. Aufl.). Paderborn: Junfermann.

Salter, A. (1949). *Conditioned reflex therapy.* New York: Creative Age Press.

Schäfer, I., Lotzin, A., Hiller, P., Sehner, S., Driessen, M., Hillemacher, T. et al. (2019). A multisite randomized controlled trial of Seeking Safety vs. Relapse Prevention. Training for women with co-occurring posttraumatic stress disorder and substance use disorders. *European Journal of Psychotraumatology, 10*(1), 1577092. https://doi.org/10.1080/20008198.2019.1577092

Schindler, L., Hahlweg, K. & Revenstorf, D. (2019). *Partnerschaftsprobleme? So gelingt Ihre Beziehung. Handbuch für Paare.* Heidelberg: Springer.

Schneider, B. (1993). *Children's social competence in context. The contributions of family, school and culture.* Oxford: Pergamon Press.

Simon, W. (2009). Follow-up psychotherapy outcome of patients with dependent, avoidant and obsessive-compulsive personality disorders: A meta-analytic review. *International Journal of Psychiatry in Clinical Practice, 13*(2), 153–165.

Sliedrecht, W., Waart, R. de, Witkiewitz, K. & Roozen, H.G. (2019). Alcohol use disorder relapse factors: A systematic review. *Psychiatry Research, 278,* 97–115. https://doi.org/10.1016/j.psychres.2019.05.038

Spain, D. & Blainey, S.H. (2015). Group social skills interventions for adults with high-functioning autism spectrum disorders: A systematic review. *Autism: The International Journal of Research and Practice, 19*(7), 874–886. https://doi.org/10.1177/1362361315587659

Stavemann, H.H. (2014). *Integrative KVT. Die Therapie emotionaler Turbulenzen* (5. Aufl.). Weinheim: Beltz.

Stenzel, N.M. & de Veer, A.-M. (in Vorb.). *Soziales Kompetenztraining. Eine Materialiensammlung.* Göttingen: Hogrefe.

Stenzel, N.M., Fehlinger, T. & Radkovsky, A. (2015). Fertigkeitstrainings in der Verhaltenstherapie. *Verhaltenstherapie, 25*(1), 54–66. https://doi.org/10.1159/000380773

Stenzel, N., Krumm, S. & Rief, W. (2010). Therapieplanung mithilfe des Interviews zur operationalisierten Fertigkeitsdiagnostik (OFD). *Verhaltenstherapie, 20*(2), 109–117. https://doi.org/10.1159/000293364

Stenzel, N. & Rief, W. (2011). Operationalisierte Fertigkeitsdiagnostik zur Therapieplanung (OFD). *Klinische Diagnostik und Evaluation, 4*(2), 111–132.

Topping, K.J., Bremner, W.G. & Holmes, E.A. (2000). Social competence: the social construction of the concept. In R. Bar-On & J.D.A. Parker (Eds.), *The handbook of emotional intelligence: theory, development, assessment, and application at home, school, and in the workplace* (pp. 28–39). San Francisco: Jossey-Bass.

Turner, D. T., McGlanaghy, E., Cuijpers, P., Gaag, M. van der, Karyotaki, E., MacBeth, A. (2018). A Meta-Analysis of Social Skills Training and Related Interventions for Psychosis. *Schizophrenia bulletin, 44*(3), 475–491. https://doi.org/10.1093/schbul/sbx146

Ullrich, R. & Ullrich de Muynck, R. (2001/2002/2004/2006). *Das Assertiveness-Trainings-Programm (ATP)*. Stuttgart: Klett-Cotta.

Wolpe, J. (1973). *The practice auf behaviour therapy.* New York: Pergamon.

9 Kompetenzziele und Lernkontrollfragen

Kompetenzziele

Folgende Wissens- und Handlungskompetenzen können durch die Lektüre dieses Buches erworben werden:

1. Anhand geeigneter Fragebögen und Verhaltensanalysen eine Indikationsstellung für Interventionen zur Förderung sozialer Kompetenz vornehmen.
2. Gemeinsam mit dem Patienten ein individuelles Genesemodell der sozialen Kompetenzprobleme entwerfen und daraus geeignete Interventionen ableiten.
3. Dem Patienten umfassendes Wissen zu sozialer Kompetenz und sozialen Kompetenzproblemen vermitteln (Psychoedukation).
4. Mithilfe der Arbeitsmaterialien individuelle Situationshierarchien zu den verschiedenen Situationstypen erstellen.
5. Praktische Durchführung von Rollenspielen zu verschiedenen Situationstypen im Einzel- und Gruppensetting (mithilfe der Beispielsituationen).
6. Videofeedback einsetzen.
7. In-Vivo-Übungen und Hausaufgaben anleiten und angemessen nachbesprechen.
8. Die Generalisierung der Übungen sowie den Alltagstransfer des Gelernten fördern und eine Rückfallprophylaxe durchführen.
9. Häufige Probleme bei der Behandlungsdurchführung erkennen und lösen.
10. Eine Übersicht über Varianten des sozialen Kompetenztrainings für spezifische Anwendungsfelder erhalten.
11. Die Wirksamkeit von Interventionen zur Förderung sozialer Kompetenz einschätzen.

Lernkontrollfragen

1. Welche Aussagen zur Indikationsstellung von Interventionen zur Förderung sozialer Kompetenz sind zutreffend?
   a. Interventionen zur Förderung sozialer Kompetenzen sind ausschließlich bei sozialer Phobie indiziert.
   b. Interventionen zur Förderung sozialer Kompetenz sollten immer in Kombination mit einer massierten Expositionstherapie durchgeführt werden, um die Wirkung zu verstärken.
   c. Im Allgemeinen werden Interventionen zur Förderung sozialer Kompetenzen nach basalen störungsspezifischen Interventionen durchgeführt. Die Indikationsstellung sollte jedoch immer eine Individualentscheidung sein und auf Basis von Funktions- und Bedingungsanalysen erfolgen.
   d. Es existieren keine Nebenwirkungen oder Kontraindikationen von Interventionen zur Förderung sozialer Kompetenz.

2. Welche Aussage zur Erfassung sozialer Kompetenzen ist zutreffend?
   a. Der Unsicherheitsfragebogen (U-Fragebogen) sowie seine Kurzform (U-24) sind etablierte Messinstrumente zur Erfassung sozialer Kompetenz.
   b. Die Ratingskala sozialer Kritikpunkte ist ein häufig verwendetes Messinstrument zur Fremdbeurteilung sozialer Kompetenzen.
   c. Leider weisen alle Messinstrumente zur Erfassung sozialer Kompetenzen unbefriedigende psychometrische Kennwerte auf.
   d. Mit dem Interview zur operationalen Fertigkeitsdiagnostik (OFD) lassen sich zwar Emotionsregulation und Problemlösefähigkeit ökonomisch erfassen, soziale Kompetenz bleibt aber vollkommen unberücksichtigt.

3. Welche allgemeine Aussage zu sozialen Kompetenztrainings trifft *nicht* zu?
   a. Der Schwerpunkt eines sozialen Kompetenztrainings liegt auf der praktischen Vermittlung sozialer Kompetenzen mithilfe von Rollenspielen. Darüber hinaus kommen verschiedene Techniken der kognitiven Verhaltenstherapie zum Einsatz (z. B. Modelllernen, Shaping, kognitive Interventionen).
   b. Interventionen zur Förderung sozialer Kompetenz sollten immer im einzeltherapeutischen Setting durchgeführt werden.
   c. Neben den basalen Interventionen und Behandlungsprogrammen zum Aufbau sozialer Kompetenzen existiert eine große Zahl an Varianten für spezifische Anwendungsbereiche, bei denen sich die Interventionen durchaus von den basalen Strategien unterscheiden (z. B. Autismus-Spektrum-Störungen, Schizophrenie, Substanzabhängigkeit).
   d. Damit der Patient die Inhalte der Sitzung regelmäßig rekapituliert und sich auch außerhalb des therapeutischen Settings konstruktiv mit den Inhalten der Behandlung beschäftigt, sind Hausaufgaben von großer Bedeutung.

4. Im Folgenden finden Sie einige Aussagen zur Durchführung von Rollenspielen. Bitte markieren Sie die zutreffende Aussage.
   a. Zu Beginn eines sozialen Kompetenztrainings sollte dem Patienten keinesfalls Modellverhalten vorgespielt werden.
   b. Um einen optimalen Lernerfolg zu ermöglichen, sollte die Therapeutin gemeinsam mit dem Patienten ausschließlich Situationen mit besonders hoher Schwierigkeit auswählen.
   c. Rollenspiele sollten niemals wiederholt werden, um die Motivation des Patienten nicht zu gefährden.
   d. Prinzipiell können sowohl die Therapeutin als auch andere Personen als Rollenspielpartner fungieren. Beide Varianten haben jeweils spezifische Vor- und Nachteile.

5. Welche Aussagen zur Durchführung von (Video-)Feedback sind korrekt?
   a. Die Arbeit mit Videofeedback kann sehr nützlich sein, da der Patient hierdurch eine „objektive" Datenquelle erhält, die er für eine Bewertung seines Verhaltens aus der Beobachterperspektive nutzen kann.
   b. Fremdverstärkung sollte immer vor Selbstverstärkung erfolgen.
   c. Die Übung einer differenzierten Wahrnehmung der sozialen Realität (um z. B. pseudo-assertives Verhalten vorzubeugen), hat sich in der Praxis als zu anspruchsvoll erwiesen. Aus diesem Grund sollte die Therapeutin lediglich „Durchsetzungsverhalten" verstärken.
   d. Glücklicherweise geben im Gruppensetting auch ungeübte Teilnehmer sehr konstruktives Feedback, sodass Feedbackregeln im Allgemeinen nicht notwendig sind.

6. Welche Aussage zur Wirksamkeit sozialer Kompetenztrainings bei Schizophrenie ist zutreffend?
   a. Es existieren keine aussagekräftigen Studien zur Wirksamkeit sozialer Kompetenztrainings bei Schizophrenie, da derartige Studiendesigns aufgrund der Kontraindikation vom Ethikrat nicht zugelassen werden.
   b. Die aktuelle Forschungslage erlaubt keine Aussage über die Wirksamkeit sozialer Kompetenztrainings auf die Negativsymptomatik im Rahmen der Behandlung von Schizophrenie.
   c. Metanalysen zeigen, dass soziale Kompetenztrainings bei Schizophrenie keinerlei Effekt haben, deswegen kann man sie dort auch nicht abrechnen.
   d. Metanalysen zeigen, dass sich soziale Kompetenztrainings bei Schizophrenie nicht nur positiv auf die soziale Funktionsfähigkeit auswirken, sondern auch Effekte auf die Negativsymptomatik und die Rezidivrate haben können.

7. Welche der nachfolgenden Aussage zu Hausaufgaben im Rahmen eines sozialen Kompetenztrainings trifft *nicht* zu?
   a. Regelmäßige Hausaufgaben (z. B. zur Verbesserung des Selbstmanagements und der Entwicklung von „Metakompetenzen“ [soziales Problemlösen]) sind bei der Durchführung sozialer Kompetenztrainings besonders wichtig.
   b. Patienten sollten von Anfang an zu Hause ihre Hausaufgaben (Rollenspiele) selbstständig vorbereiten und durchführen, um das Autonomieerleben zu fördern.
   c. Eine sachgemäße Vorbesprechung der Hausaufgaben in den Therapiesitzungen ist wichtig, um Überforderungssituationen und negative Rückmeldungen von Bezugspersonen zu vermeiden.
   d. Im Verlauf des sozialen Kompetenztrainings kann die Vorbereitung und Nachbereitung der Hausaufgaben zunehmend ins Selbstmanagement des Patienten übergehen, um die Generalisierung der Techniken zu verstärken.

8. Bei welchem der nachfolgenden Punkte handelt es sich um *keine* Empfehlung zur Rückfallprophylaxe im Sinne der Transfersicherung bei sozialem Kompetenztraining?
   a. Zum Ende der Behandlung sollten gemeinsam mit dem Patienten die wichtigsten Therapieschritte rekapituliert werden.
   b. Gemeinsam mit dem Patienten sollten Frühwarnzeichen für einen möglichen Rückfall (z. B. in sozial-vermeidende Verhaltensmuster) erarbeitet und schriftlich festgehalten werden.
   c. Es empfiehlt sich, die individuell bedeutsamen Vulnerabilitäten sowie funktionale Strategien schriftlich festzuhalten.
   d. Der Patient sollte transparent darüber aufgeklärt werden, dass ein soziales Kompetenztraining extrem hohe und nachhaltige Effekte hat und ein „Rückfall“ daher höchst unwahrscheinlich ist. Eine Rückfallprophylaxe ist daher von untergeordneter Bedeutung.

9. Welche Aussage zum Feedback im Gruppensetting ist korrekt?
   a. Gruppenmitglieder können sich häufig gut in die Problematik ihrer Mitpatienten hineinversetzen und wichtige Rückmeldungen geben – wenn Feedbackregeln beachtet werden.
   b. Rückmeldungen der Gruppe wirken auf Patienten viel überzeugender als das Feedback der Therapeutin, deswegen muss jeder einzelne Gruppenteilnehmer nach einem Rollenspiel unbedingt zu Wort kommen – auch wenn das manchmal sehr viel Zeit in Anspruch nimmt.
   c. Feedbackregeln sollten zwar im Laufe der Rollenspiele direktiv durch die Therapeutin vorgegeben, aber keinesfalls schriftlich fixiert werden.
   d. Voraussetzung für die positive Wirkung von Gruppenfeedback ist eine geringe Gruppenkohäsion.

10. Welche Aussage zu Nebenwirkungen und Kontraindikationen von sozialem Kompetenztraining trifft *nicht* zu?
    a. Die Durchführung eines sozialen Kompetenztrainings ist kontraindiziert, wenn ein Patient akut suizidal ist.
    b. Akute Wahrnehmungs- und Denkstörungen sind zumeist Kontraindikationen für die Durchführung eines sozialen Kompetenztrainings.
    c. Bei sozialen Kompetenztrainings sind bisher keine Nebenwirkungen bekannt.
    d. Soziale Kompetenztrainings können spezifische Nebenwirkungen haben, über die Therapeutinnen transparent aufklären sollten, insbesondere bei der Durchführung von In-vivo-Übungen und Hausaufgaben.

Beantworten Sie die hier abgedruckten Lernkontrollfragen und sammeln Sie einfach und bequem Fortbildungspunkte der Kategorie D für Fachkräfte im Bereich Psychotherapie und Medizin. Mehr Informationen finden Sie unter ce.hogrefe.com

10 Anhang

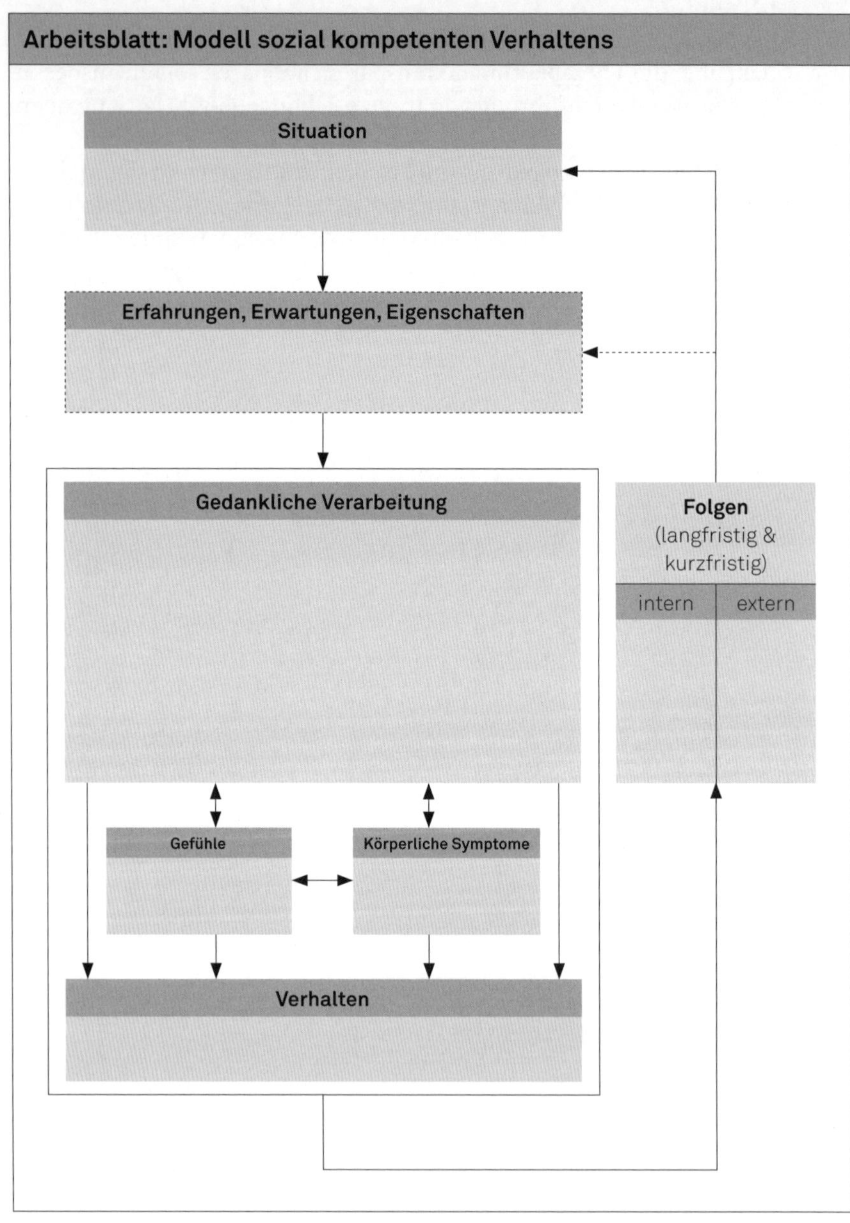

Arbeitsblatt: Modell sozial kompetenten Verhaltens
Situation
Erfahrungen, Erwartungen, Eigenschaften
Gedankliche Verarbeitung
Folgen
(langfristig & kurzfristig)
intern
extern
Gefühle
Körperliche Symptome
Verhalten

Informationsblatt I: Kontakte initiieren und vertiefen

Folgende Strategien sind hilfreich, wenn man *neue Kontakte herstellen* bzw. ein bestehendes Gespräch mit einer wenig bekannten Person *vertiefen* möchte:

1. Auf *Hinweise* für Gesprächsbereitschaft achten, richtigen *Zeitpunkt* wählen.

2. *Gesprächsbereitschaft* testen/Gespräch beginnen:
   - Blickkontakt suchen,
   - verbal auf sich aufmerksam machen (räuspern etc.),
   - freundliche Begrüßung,
   - situationsbezogenes Thema auswählen (z.B. „Bis wohin fahren Sie?“) bzw. bei laufendem Gespräch vorhandenes Thema aufgreifen (z.B. „Ich höre gerade, dass ...“),
   - eine offene Frage stellen.

3. *Gespräch* vertiefen:
   - aktives Zuhören (zugewandte Körperhaltung, reziproke Gestik und Mimik),
   - paraphasieren (d.h. gelegentliche Zusammenfassungen machen),
   - Gesprächsthemen aufgreifen,
   - vertiefende offene Fragen stellen,
   - etwas von sich selbst preisgeben, Ich-Sätze benutzen.

Merke: Es gibt günstige und weniger günstige Zeitpunkte, ein Gespräch zu beginnen. Bereits anhand kleiner Signale lässt sich erkennen, ob beim Gegenüber prinzipiell eine Gesprächsbereitschaft besteht. Um ein Gespräch zu beginnen und zu vertiefen, eignen sich verschiedene verbale und non-verbale Strategien. Wie man Kontakte knüpft und vertieft ist also kein Zufall, sondern lässt sich erlernen.

Informationsblatt II: Berechtigte Ansprüche durchsetzen

Im Folgenden finden sich einige hilfreiche Strategien, um von anderen Menschen etwas zu *fordern* oder sich *abzugrenzen.* Wir beziehen uns hierbei auf Situationen im *Umgang mit fremden Personen,* bei denen Sie selbst *das Recht auf Ihrer Seite* haben.

Hilfreiche Strategien, um etwas zu fordern

- Nennen Sie den Anlass, bzw. beziehen Sie sich auf ein *konkretes Ereignis* (z.B. „Guten Tag, Sie sitzen auf meinem Platz.").
- Bringen Sie dann *Ihre Forderung* an (z.B. „Ich möchte mich dort gerne hinsetzen, würden Sie bitte aufstehen?").
- Benutzen Sie eine *angemessene Lautstärke,* sprechen Sie *freundlich und ruhig,* aber *bestimmt.*
- *Wiederholen* Sie bei Bedarf Ihr Anliegen („Technik der gesprungenen Schallplatte").
- Stellen Sie *Blickkontakt* her, achten Sie auf eine aufrechte Körperhaltung.
- Benutzen Sie eine unterstreichende Gestik und Mimik.

Hilfreiche Strategien, um sich abzugrenzen („Nein sagen")

Beispiele: Jemand möchte Ihnen auf der Straße einen Flyer zustecken; ein Mitarbeiter einer Telefongesellschaft möchte Ihnen etwas verkaufen etc.

- *Grenzen* Sie sich *verbal klar ab* (z.B. „Nein, das möchte ich nicht.", „Nein, ich habe kein Interesse.", „Nein, ich habe keine Zeit.")
- Benutzen Sie eine *angemessene Lautstärke,* sprechen Sie *freundlich und ruhig,* aber *bestimmt.*
- *Wiederholen* Sie bei Bedarf Ihr Anliegen („Technik der gesprungenen Schallplatte").
- Stellen Sie *Blickkontakt* her, achten Sie auf eine aufrechte Körperhaltung.
- Benutzen Sie eine unterstreichende Gestik und Mimik.

Merke: Für das eigene Wohlbefinden ist es wichtig, sich in sozialen Situationen angemessen abzugrenzen sowie eigene Forderungen und Bedürfnisse formulieren zu können. Dabei handelt es sich um soziale Basiskompetenzen, die sich erlernen lassen.

Informationsblatt III: Um Sympathie werben und eine Bitte äußern

Im Folgenden finden sich einige hilfreiche Strategien, um anderen Menschen gegenüber einen Wunsch oder eine Bitte zu äußern. Wir beziehen uns hierbei auf Situationen im *Umgang mit fremden Personen*, bei denen Sie selbst *das Recht nicht auf Ihrer Seite* haben. Aber natürlich dürfen Sie einen Versuch unternehmen, den anderen von Ihrem Anliegen zu überzeugen.

Nonverbal

- Gehen Sie *freundlich* auf Ihr Gegenüber zu (lächeln Sie, nehmen Sie Blickkontakt auf).
- Benutzen Sie eine *unterstreichende Gestik* und *Mimik.*

Verbal/Paraverbal

- Äußern Sie eine konkrete Bitte.
- Teilen Sie dem Gegenüber Ihr Gefühl mit (z.B. „Das würde mich sehr freuen.").
- Geben Sie ruhig auch etwas von sich preis und sprechen Sie eigene Fehler bzw. Unsicherheiten an (z.B. „Ich weiß, das ist jetzt eine ungewöhnliche Bitte ...").
- Nehmen Sie die Äußerungen Ihres Gegenübers auf und äußern Sie Verständnis.
- Setzen Sie ggf. Humor ein.

Merke: Für das eigene Wohlbefinden ist es wichtig, anderen Menschen gegenüber einen Wunsch oder eine Bitte äußern zu können. Dabei handelt es sich um soziale Basiskompetenzen, die sich erlernen lassen.

Informationsblatt IVa: Eigene Bedürfnisse äußern und sich abgrenzen (langfristige positive Beziehungsgestaltung)

Folgende Strategien haben sich als hilfreich erwiesen, um im eigenen sozialen Umfeld (d.h. im Umgang mit bekannten Personen) eigene Bedürfnisse zu äußern oder sich abzugrenzen.

Eigene Bedürfnisse äußern

- Äußern Sie Ihr Anliegen *konkret* (z.B. „Könntest du bitte heute Abend noch etwas einkaufen?").
- Nennen Sie einen *konkreten* Grund (z.B. „Ich muss leider etwas länger arbeiten.").
- Drücken Sie Ihr Gefühl *direkt* aus („Ich-Gebrauch") (z.B. „Das würde mich sehr freuen.").

Sich selbst abgrenzen

- Weisen Sie das Anliegen des anderen *klar* und *konkret* zurück (z.B. *„Nein, das schaffe ich heute leider nicht."*).
- Optional: Nennen Sie einen *konkreten* Grund (z.B. „Mein Termin auf dem Amt dauert länger als geplant.").
- Drücken Sie Ihr Gefühl direkt aus (z.B. „Tut mir leid ...").
- Äußern Sie Verständnis für das Anliegen des anderen (z.B. „Ich weiß, dass du gerade viel zu tun hast.").
- Machen Sie ggf. einen konkreten Gegenvorschlag (z.B. „Wir könnten ja ...").

Merke: Wenn Ihnen an einer langfristigen positiven Beziehungsgestaltung gelegen ist, gibt es auch bei der *Äußerung von Bedürfnissen bzw. der Abgrenzung* einiges zu beachten: Bleiben Sie bei sich und Ihren eigenen Bedürfnissen. Sprechen Sie konkret an, wie Sie sich fühlen, und was Sie sich von Ihrem Gegenüber wünschen.

Informationsblatt IVb: Konstruktive Konfliktlösung (langfristige positive Beziehungsgestaltung)

Nachfolgend finden Sie einige Strategien und Formulierungsbeispiele, die hilfreich für eine konstruktive Konfliktlösung im eigenen sozialen Umfeld (d.h. im Umgang mit mehr oder weniger bekannten Personen) sind.

1. Individuelle Beobachtung mitteilen: Bezug auf eine *konkrete Situation, ohne Bewertung* des Verhaltens (Ich-Botschaft aussenden!) (z.B. „Gestern während des Meetings ...“, „Als wir uns letzte Woche mit Freunden getroffen haben ...“).

2. *Eigene Gefühle* (bzw. Befindlichkeiten) ausdrücken (z.B. „Das hat mich geärgert/gekränkt ...“).

3. Eigene *Bedürfnisse* erklären (Begründung der Befindlichkeit) (z.B. „... weil mir wichtig ist ...“).

4. Einen konkreten *Veränderungsvorschlag* machen (klare Bitte und Wünsche ansprechen) (z.B. „Deshalb möchte ich, dass ...“).

Merke: Verbale Angriffe (Vorwürfe oder Abwertungen des Gegenübers) und Verallgemeinerungen (z.B. „Immer musst du alles ...“) sind nicht hilfreich und sollten unterlassen werden, wenn man einen Konflikt konstruktiv lösen möchte.

Beispielsituationen I: Kontakte initiieren, Kommunikation aufrechterhalten und vertiefen

1. Sie stehen neben Ihrer neuen Nachbarin/Ihrem neuen Nachbarn, die/den Sie bislang nur vom Sehen kennen, an der Bushaltestelle. Bis der Bus kommt, dauert es noch 10 Minuten. Die Nachbarin/der Nachbar grüßt freundlich und sagt etwas über das Wetter. Versuchen Sie, ein kurzes Gespräch zu beginnen.
2. In der Mittagspause sitzen Sie in der Mensa/Kantine/im Café. Alle Tische sind bereits belegt, aber an einem Zweiertisch scheint noch ein Platz frei zu sein. Sie erkundigen sich bei der dort sitzenden Person, ob der Platz tatsächlich noch frei ist und setzen sich dazu. Versuchen Sie, mit der Person ein Gespräch zu beginnen.
3. Sie sind in einem Lebensmittelgeschäft/einer Drogerie und möchten einkaufen. Plötzlich sehen Sie an einem der Regale eine Nachbarin/einen Nachbarn stehen, die/den Sie bisher nur vom Sehen kennen (zu mehr als einem kurzen Gruß ist es bisher nicht gekommen). Versuchen Sie, ein kurzes Gespräch zu beginnen.
4. Sie treffen im Hausflur/Aufzug/am Briefkasten eine neue Nachbarin/einen neuen Nachbarn, die/den Sie bisher nur vom Sehen kennen. Versuchen Sie, ein kurzes Gespräch zu beginnen.
5. Sie führen eine neue Freizeitaktivität aus (z.B. Sportkurs, Chor, Verein), bei der sie bisher nur wenige Personen kennen. Sie treffen auf eine andere Teilnehmerin/einen anderen Teilnehmer, die/den Sie bisher noch nicht gesehen haben, die/der aber sehr sympathisch wirkt. Versuchen Sie, ein kurzes Gespräch zu beginnen.
6. Sie befinden sich bei einer Veranstaltung, die mit Ihrer Ausbildung/Ihrem Studium/Ihrer beruflichen Tätigkeit zu tun hat. Neben einer Teilnehmerin/einem Teilnehmer, die/den Sie bisher noch nicht kennengelernt haben, ist noch ein Platz frei. Sie erkundigen sich, ob der Platz noch frei ist und setzen sich dazu. Versuchen Sie ein Gespräch zu beginnen.
7. Sie sitzen in einem öffentlichen Verkehrsmittel (z.B. Zug, Fernbus). Sie möchten mit Ihrer Sitznachbarin/Ihrem Sitznachbarn ein kurzes Gespräch beginnen.
8. Sie sind auf einer Veranstaltung, auf der mehrere lose Bekanntschaften von Ihnen sind (z.B. Elternabend, Betriebsfeier). Eigentlich hatten Sie gehofft, auf dieser Veranstaltung einige von Ihnen besser kennenzulernen. Nun stehen Sie aber schon eine ganze Weile einer Person gegenüber, die Sie nur wenig interessiert, Ihnen aber sehr enthusiastisch etwas erzählt. Sie möchten das Gespräch gerne beenden.

Beispielsituationen II: Berechtigte Ansprüche durchsetzen	**1/2**

1. Sie befinden sich in einem öffentlichen Verkehrsmittel (z.B. Zug, Fernbus). Sie haben eine Reservierung gebucht, aber eine andere Person sitzt auf dem von Ihnen reservierten Platz. Sie bitten Ihr Gegenüber aufzustehen und Ihnen den Platz zu überlassen.
2. Sie sitzen im Ruheabteil in einem öffentlichen Verkehrsmittel (z.B. Zug). Eine Mitreisende/ein Mitreisender telefoniert schon seit einer halben Stunde lautstark mit ihrem/seinem Smartphone. Mehrere Mitreisende verdrehen die Augen, aber niemand sagt etwas. Bitten Sie die Mitreisende/den Mitreisenden (mit dem Hinweis auf das Ruheabteil), das Telefonieren zu unterlassen.
3. Eine Mitarbeiterin/ein Mitarbeiter einer Telefongesellschaft versucht, Ihnen am Telefon etwas zu verkaufen, das Sie nicht möchten (Vertrags-Upgrade, Handyversicherung etc.). Teilen Sie der Person mit, dass Sie kein Interesse an dem Angebot haben.
4. Sie sind in einer belebten Einkaufszone unterwegs. Sie haben es sehr eilig, weil Sie einen wichtigen persönlichen Termin haben. Da spricht Sie eine Person an und fragt, ob Sie ihr den Weg zum Bahnhof beschreiben könnten. Normalerweise würden Sie der Person gerne helfen, nun haben Sie aber leider keine Zeit. Außerdem sind viele andere Personen in der Einkaufszone unterwegs. Sie lehnen die Anfrage freundlich, aber bestimmt ab.
5. Sie sitzen in einem Restaurant und bekommen ein fehlerhaftes Gericht (z.B. Fleisch in einem vegetarischen Gericht; Steak „medium“ statt „rare“; kalte Suppe). Sie rufen die Kellnerin/den Kellner heran und bitten sie/ihn, den Fehler zu korrigieren.
6. Sie sind mit einer guten Freundin/einem guten Freund beim Essen. Einige Gerichte auf der Speisekarte sind Ihnen nicht bekannt. Da Sie einige Lebensmittelallergien haben, lassen Sie sich die Zutaten von der Kellnerin/vom Kellner genau erläutern.
7. Sie sind mit einer guten Freundin/einem guten Freund im Restaurant. Als Sie bezahlen möchten fällt Ihnen auf, dass die Kellnerin/der Kellner einige Getränke vom Nebentisch auf Ihre Rechnung boniert hat. Sie sprechen sie/ihn darauf an und bitten sie/ihn darum, die Rechnung zu korrigieren.
8. Sie haben in einem Geschäft ein defektes Produkt erworben (z.B. Pullover mit Loch/Make-up-Rand, Schuh mit Farbfehler). Der Fehler ist Ihnen allerdings erst zu Hause aufgefallen. Gehen Sie in das Geschäft, in dem Sie das Produkt gekauft haben und tauschen Sie es wieder um.

Beispielsituationen II: Berechtigte Ansprüche durchsetzen	2/2

9. Sie sind in einem Lebensmittelgeschäft (z.B. Bäckerei, Fleischtheke) und kaufen unverpackte Lebensmittel ein. Da sehen Sie, wie die Verkäuferin/der Verkäufer die Lebensmittel ohne Handschuhe anfasst. Sie bitten die Verkäuferin/den Verkäufer, ein anderes Produkt zu nehmen, weil Sie dieses nun nicht mehr kaufen möchten.
10. Sie stehen an einer großen Bushaltestelle und warten auf Ihren Bus, der in zehn Minuten kommt. Direkt daneben befindet sich ein Stand mit Personen, die für Spenden/die Wahl einer bestimmten Partei werben. Nacheinander kommen mehrere Personen auf Sie zu und möchten Sie in ein Gespräch verwickeln. Sie haben aber kein Interesse und weisen die Personen freundlich und bestimmt zurück.

Beispielsituationen III: Um Sympathie werben und eine Bitte äußern **1/2**

1. Sie stehen im Supermarkt an der Kasse. Sie haben nur eine Sache gekauft und sind in Eile, da Sie einen wichtigen persönlichen Termin haben (z.B. Kind von der Kita/Schule abholen, Arzttermin etc.). Vor Ihnen steht eine Person mit einem sehr vollen Einkaufswagen. Bitten Sie die Person vor Ihnen, Sie vorzulassen.
2. Sie sind in einer fremden Stadt unterwegs. Sie haben sich verlaufen und suchen nun nach dem schnellsten Weg zum Hauptbahnhof (Alternativ: Zu einem Museum, einem bekannten Platz etc.). Da Ihr Smartphone gerade nicht funktioniert, können Sie nicht selbst navigieren. Fragen Sie eine entgegenkommende Person, ob Sie Ihnen den Weg beschreiben kann.
3. Sie sind in einer fremden Stadt mit öffentlichen Verkehrsmitteln unterwegs. Aufgrund von Störungen im Betriebsablauf gelten die aktuellen Fahrpläne an diesem Tag nicht. Da Sie kein Smartphone dabeihaben, können Sie nicht selbst navigieren. Fragen Sie eine entgegenkommende Person, ob sie Ihnen eine alternative Route beschreiben kann bzw. in ihrem Smartphone nachsehen kann, wie Sie am besten fahren müssen.
4. Sie sind mit einem Kinderwagen in öffentlichen Verkehrsmitteln unterwegs. Als Sie zu Ihrer U-Bahn Haltestelle kommen, sehen Sie, dass der Aufzug kaputt ist. Sie bitten eine vorbeikommende Passantin/einen vorbeikommenden Passanten, Ihnen beim Tragen des Kinderwagens zu helfen.
5. Sie haben Ihr Auto falsch geparkt (z.B. im Halteverbot/kein Parkticket gezogen). Als Sie zu Ihrem Wagen kommen, sehen Sie, dass eine Polizistin/ein Polizist gerade dabei ist, Ihnen einen Strafzettel auszustellen. Versuchen Sie, sie/ihn davon abzubringen.
6. Sie sind mit Ihrem Auto unterwegs und schon seit geraumer Zeit auf der Suche nach einem Parkplatz. Sie kommen zu einer sehr engen Parklücke, in die Sie sich aber nicht trauen, ohne Hilfe einzuparken. Bitten Sie eine vorbeikommende Passantin/einen vorbekommenden Passanten, Ihnen beim Einparken zu helfen und Sie „einzuwinken".
7. Sie haben bei einer Behörde einen wichtigen Antrag eingereicht und warten schon eine geraume Weile darauf, dass Ihr Anliegen bearbeitet wird. Als Sie sich telefonisch nach dem Stand Ihres Anliegens erkundigen, erreichen Sie nur eine Vertretung Ihrer Sachbearbeiterin/Ihres Sachbearbeiters. Diese teilt Ihnen mit, dass die zuständige Sachbearbeiterin/der zuständige Sachbearbeiter gerade im Urlaub sei und sie gerade zu viel zu tun habe, um sich um Ihr Anliegen zu kümmern. Versuchen Sie die Person am Telefon dazu zu bewegen, sich Ihren Antrag trotzdem einmal anzusehen.
8. Sie müssen ein sehr langes und kompliziertes Formular ausfüllen (z.B. Steuererklärung, Kindergeldantrag, Einbürgerungsantrag) und haben damit große Probleme. Da Sie ohnehin gerade wegen einer anderen Sache bei Ihrer Sachbearbeiterin/Ihrem Sachbearbeiter sind, bitten Sie sie/ihn darum, dass sie/er Ihnen auch dazu einige Rückfragen beantwortet.

Beispielsituationen III: Um Sympathie werben und eine Bitte äußern	2/2
9. Sie befinden sich im Wartezimmer einer Ärztin/eines Arztes. Sie warten schon eine geraume Zeit, vor Ihnen sind noch mehrere Personen an der Reihe. Sie sind in Eile, da Sie einen wichtigen persönlichen Termin haben (z. B. Kind von der Kita/Schule abholen). Schildern Sie der Arzthelferin/dem Arzthelfer Ihre Situation und bitten Sie darum, vorgelassen zu werden.	
10. Sie haben ein sperriges und schweres Paket bestellt. Auf der Liefervereinbarung steht „Lieferung bis Bordsteinkante". Versuchen Sie die Spediteure dazu zu bewegen, Ihnen das Paket trotzdem in den 1. Stock zu tragen.	

Beispielsituationen IV: Konfliktmanagement und langfristige positive Beziehungsgestaltung **1/2**

1. Sie planen einen gemeinsamen Urlaub mit Ihrer Partnerin/Ihrem Partner. Sie haben jedoch beide recht unterschiedliche Vorstellungen davon, was einen gelungenen Urlaub ausmacht (während Sie im Urlaub lieber aktiv und unterwegs sind, möchte Ihre Partnerin/Ihr Partner sich am liebsten entspannen oder umgekehrt). Sprechen Sie Ihre Partnerin/Ihren Partner auf das Thema an und versuchen Sie, einen Kompromiss zu finden.
2. Sie treffen sich mit einer guten Freundin/einem guten Freund zu einem gemütlichen Fernsehabend. Ihre Freundin/ihr Freund möchte gerne die neue Krimiserie sehen. Ihnen ist allerdings mehr nach einer Komödie zumute (Variante: Die andere Person möchte den Film auf Englisch schauen. Sie selbst möchten lieber die synchronisierte Fassung auf Deutsch sehen). Sprechen Sie Ihr Bedürfnis an und versuchen Sie, einen Kompromiss zu finden.
3. Sie haben zwei Freundinnen/Freunde, mit denen Sie sich häufig in einem Restaurant/einer Kneipe treffen. Eigentlich genießen Sie diese Abende sehr, das einzige Problem ist, dass die beiden sehr viel trinken und Sie häufig zum Mittrinken überreden möchten. Obwohl Sie ihnen schon öfter gesagt haben, dass Sie nichts trinken möchten, fragen die beiden Sie trotzdem immer wieder. Versuchen Sie, die Situation zu klären.
4. Eine Kollegin/ein Kollege hat Sie in letzter Zeit sehr oft um Unterstützung gebeten und Aufgaben an Sie abgegeben, mit der Begründung sie/er habe so viel zu tun. Die Kollegin/der Kollege verlässt allerdings immer pünktlich ihren/seinen Arbeitsplatz, während Sie selbst oft Überstunden machen. Als sie/er Sie das nächste Mal bittet, ihre/seine Aufgaben mit zu übernehmen, lehnen Sie die Bitte freundlich, aber bestimmt ab.
5. Sie sind bereits seit mehreren Jahren in einem Betrieb tätig und haben in dieser Zeit größtenteils positive Rückmeldungen zu Ihrer Arbeit erhalten. Nun haben Sie bei Ihrer Führungskraft einen Termin ausgemacht und möchten eine Lohnerhöhung aushandeln (Variante: Sie haben eine Menge Überstunden angesammelt und möchten diese nun ausbezahlt bekommen/als Gegenleistung Urlaub nehmen). Sprechen Sie Ihr Bedürfnis im Gespräch mit der Führungskraft offen an.
6. Sie haben einer guten Freundin/einem guten Freund zum wiederholten Mal Geld geliehen. Sie/er hat es jedoch bisher nicht zurückgezahlt, obwohl Sie die Person schon oft darauf angesprochen haben. Nun fragt sie/er erneut, ob Sie ihr/ihm etwas leihen können. Daraufhin sprechen Sie die Situation offen an.
7. Sie haben einer Arbeitskollegin/einem Arbeitskollegen im Vertrauen erzählt, dass Sie sich in psychotherapeutische Behandlung begeben haben. Trotzdem hat sie/er mit einer Kollegin/einem Kollegen darüber geredet. Sie sind wütend, verletzt und enttäuscht, weil Sie das von der Person nicht erwartet hätten. Wählen Sie einen geeigneten Moment und sprechen Sie die Situation an.

Beispielsituationen IV: Konfliktmanagement und langfristige positive Beziehungsgestaltung **2/2**

8. Sie haben sich bei einer guten Freundin/einem guten Freund lange nicht mehr gemeldet. Dafür gab es zunächst keinen spezifischen Grund, Sie mögen die Person eigentlich sehr gern. Je mehr Zeit vergangen ist, desto schwieriger wurde es für Sie, die andere Person zu kontaktieren, da Ihnen das Ganze unangenehm ist (Variante: Im Leben einer guten Freundin/eines guten Freundes ist ein wichtiges Ereignis passiert [Geburt/Trauerfall]. Sie haben es versäumt, sich direkt bei der anderen Person zu melden). Kontaktieren Sie die andere Person. Teilen Sie Ihre Gefühle offen mit, betonen Sie, dass die Freundschaft Ihnen wichtig ist und bitten Sie ggf. um Entschuldigung.
9. Sie hatten einen heftigen Streit mit einer guten Freundin/einem guten Freund (Alternative: der Partnerin/dem Partner). Im Nachhinein sehen Sie ein, dass Sie selbst einen großen Anteil an dem Streit hatten. Sie möchten sich entschuldigen, gleichzeitig aber auch erläutern, was in Ihren Augen zu der Eskalation geführt hat und Ihre Wünsche noch einmal konstruktiv zum Ausdruck bringen.
10. Sie sitzen mit einer Arbeitskollegin/einem Arbeitskollegen, die/der gleichzeitig eine gute Freundin/ein guter Freund ist, in der Kantine. Schon öfter ist es vorgekommen, dass sie/er sich für kurze Zeit zurückgezogen hat. Diesmal ist sie/er schon seit Tagen sehr still und schweigsam. Wählen Sie einen geeigneten Moment, sprechen Sie Ihr Gegenüber darauf an und bieten Sie ggf. emotionale Unterstützung an.

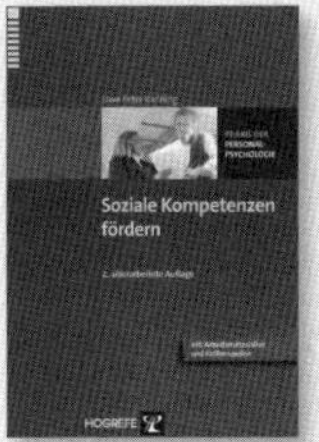

Uwe P. Kanning
Soziale Kompetenzen fördern

(Reihe: „Praxis der Personalpsychologie“, Bd. 10)
2., überarb. Aufl. 2015,
VI/139 Seiten,
€ 24,95 (DE) / € 25,70 (AT) /
CHF 32.50. (Im Reihenabonnement € 19,95 (DE) /
€ 20,60 (AT) / CHF 26.90)
ISBN 978-3-8017-2697-3
Auch als eBook erhältlich

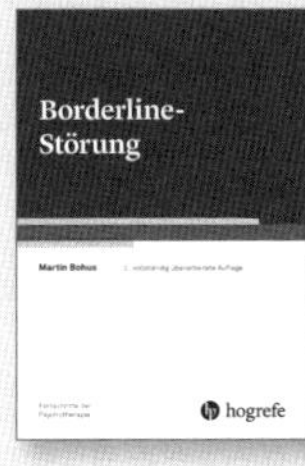

Martin Bohus
Borderline-Störung

(Reihe: „Fortschritte der Psychotherapie“, Bd. 14)
2., vollst. überarb. Aufl.
2019, VI/122 Seiten,
€ 19,95 (DE) / € 20,60 (AT) /
CHF 26.90. (Im Reihenabonnement € 15,95 (DE) /
€ 16,40 (AT) / CHF 21.50)
ISBN 978-3-8017-2853-3
Auch als eBook erhältlich

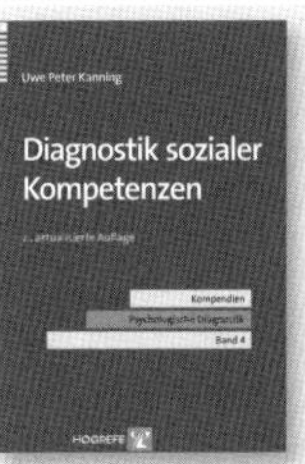

Uwe P. Kanning
Diagnostik sozialer Kompetenzen

(Reihe: „Kompendien Psychologische Diagnostik“, Band 4). 2., akt. Aufl.
2009, 137 Seiten,
€ 19,95 (DE) / € 20,60 (AT) /
CHF 28.50
ISBN 978-3-8017-2253-1
Auch als eBook erhältlich

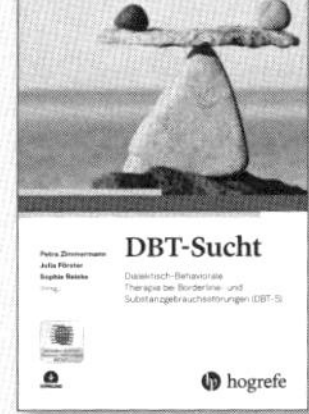

Petra Zimmermann et al. (Hrsg.)
DBT-Sucht
Dialektisch-Behaviorale Therapie bei Borderline- und Substanzgebrauchsstörungen (DBT-S)

2021, 285 Seiten,
€ 39,95 (DE) / € 41,10 (AT) /
CHF 48.50
ISBN 978-3-8017-3021-5
Auch als eBook erhältlich

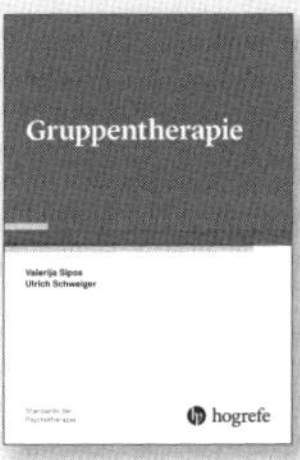

Valerija Sipos / Ulrich Schweiger
Gruppentherapie

(Reihe: „Standards der Psychotherapie“, Bd. 6)
2019, VI/136 Seiten,
€ 24,95 (DE) / € 25,70 (AT) /
CHF 32.50. (Im Reihenabonnement € 19,95 (DE) /
€ 20,60 (AT) / CHF 26.90)
ISBN 978-3-8017-2921-9
Auch als eBook erhältlich

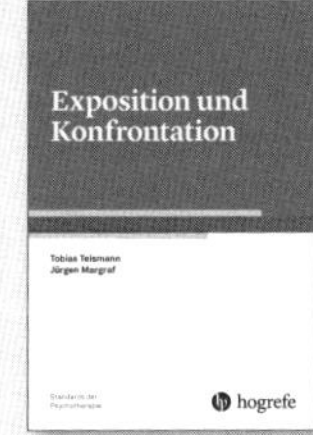

Tobias Teismann / Jürgen Margraf
Exposition und Konfrontation

(Reihe: „Standards der Psychotherapie“, Bd. 3)
2018, 133 Seiten,
€ 24,95 (DE) / € 25,70 (AT) /
CHF 32.50. (Im Reihenabonnement € 19,95 (DE) /
€ 20,60 (AT) / CHF 26.90)
ISBN 978-3-8017-2825-0
Auch als eBook erhältlich

www.hogrefe.com

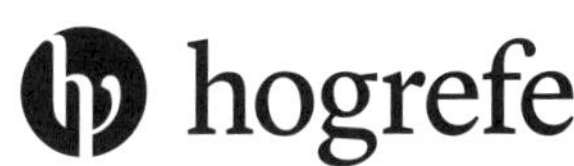